医学教育概論の実践（第二巻）

——医学生の学びから初期研修医の学びへ——

北條　亮　著

現代社白鳳選書　46

目次

第一部　科学的医療体系の理論的研鑽編

第一章　事実と論理について

第一節　医療現場の具体例で考える

（1）

5年生になり、病棟での実習が始まりました。1年生から4年生までは、教室で先生の授業をただ座って聞いていればよいだけであった日々でしたが、今年の4月からは、毎日白衣を身にまとい、常に聴診器を携えているという、見た目だけは医師と同じ格好をして、病棟へ出る日々を過ごしています。

病棟へ出て一番感じることは、たとえ病棟へ行っても、しっかり事実を事実として見ようとしなければ、何も得られない、つまり何も考えずにただ病棟に行くだけでは、役に立つことは何も学べない、ということでした。

そもそも病棟実習の目的は、これまで1年生から4年生までに習ってきたいろいろな病気の知識を、病棟で見る患者の病気の状態そのものの事実で、医師に求められるはずの豊かな病気（というもの）の像を形成していく訓練をするためでした。

しかし、実習が始まった当初、私はとりあえず病棟に行きさえすれば、自ずと病気の豊かな像を描くことができるようになるのではないか、と何とも単純に思っていました。これは例えば、学習塾に行きさえすれば大学入試必勝法を学ぶことができるのだ、と思うレベルの思考でした。ですから、完全に受け身の姿勢で病院の実習に赴きました。

ところが、このような調子で丸一日を過ごすという日々が数日続いていくと、私の心の中で、「病棟実習って、こういうものではないはず……、何かが違う……」という違和感を覚え始め、それが少しずつ大きな疑問となっていきました。

確かに、毎日病棟へ行くので、これまでの授業を聞いていただけの、教室でのいわゆる座学とは違う医療現場の像は、アタマ（頭脳）の中に確実に描かれていくことになります。例えば、病棟には何人もの医師と看護師が忙しそうに働いていて、病室には入院患者やお見舞いの人達がいる、というもので、これらは教室の授業や教科書からだけでは得ることのできない、まったく新しい像の連続です。それだけにこれらの像は、これまでの私の生活の中にはほとんど生じてくることなどなかった、とても新鮮かつ強烈な像として、私のアタマ（頭脳）の中に描かれていきました。

このように見てみると、教科書にはほとんどなかった具体的にイキイキしている諸々の像が毎日毎日すばらしく反映されてくるのだから、これはこれで病棟実習の意味が十分にあるのではないか、と思われるかもしれません。しかし私には次第に、この程度の病室の反映では、決して十分ではない、もっと言えば何か大切なことが何も反映してきていないのではないか、と思え始めたのです。

なぜならこの場合、私達医学生が具体の像として反映させているのは、自分達の目の前で、ひどい痛みで苦しんでいる患者や、手術を受け終わったばかりでぐったりしている患者などの、事実だけだからです。「何が言いたいのだ」と問われるかもしれないので、ここを少し説いてみます。

これらの事実は、見る側が意図的に見なければ、どの患者も「ベッドで横になっている患者」か、「その病気でひどい苦しみを抱えている患者」あるいは「眠れないと訴えている患者」などの、具体的現象形態のレベルでしか反映してきません。

しかし、その一人一人の患者の事実にきちんと着目すれば、様々なことが見え始めてきます。例えば、痛みに苦しんでいるその中身とか、熱で苦しんでいるのに我慢している人とか、夜に眠れないだけなのにこれ見よがしに、不眠を訴え続けている人、というように、同じように「苦しんでいる」ように見えても、様々な理由やその中身（構造）が見えてくるようになります。私はこの時ようやく、「事実に着目する」ことの意味を、つまり「事実とは」を改めて考えさせられることになりました。

これまでの『医学教育 概論（1）〜（6）』（瀬江千史、本田克也、小田康友、菅野幸子著、現代社）の中で先生方が説かれているように、確かに「事実とは実際にあること、あったこと」です。しかし、事実はその中身、あるいは経過（過程）や構造をも含めて、見る側が認識論を用いて弁証法的なレベルのアタマで意図的に、すなわち受け身ではなく積極的に見ようというより、見てとろうとしてこそ、事実を本物の事実としてきちんと見ることができていくのだと、分かってきたのです。

これまでの『医学教育 概論』の中で、「なぜ事実に着目しなければならないのか」についてはしっかり説いてありましたが、今回やっとその大切さを実感できたとの思いになったのでした。

（2）

それは、医師が医師の役割である、患者の病気の診断と治療をするにあたって、医師というものは常に患者の体の中で何が起こっているのかというより、何かが起こり始めているのか、もしくは何かが起こり始めることになるのか、の生理構造の過程を考えていなければならないと思うからです。この生理構造とは、読んで字の如くに「構造」そのものですので、対象をしっかりと見てとれる認識論的実力がなければ、すなわちそれらの何かはまだまだ目でじかに見ることができないだけに、アタマたる頭脳の中の目でしっかりと見ることが肝心だと思うのです。

そうでなければ、その「何か」はまず見ることはできないといってよいと思います。

なぜなら、実際に私達が直接目で見ることのできる事実は、「現象」すなわち、目で見ることの可能な姿形として現われてきているだけのものです。その「現象」、つまり患者に起きてきている事実をきちんと捉えることだけでは、患者の身体の直接の目では見ることのできない生理構造の何かを、自分のアタマ（頭脳）の中で筋を通して見る（認識論を用いて見て考える）ことが、本来の医師に求められるはずのことだからです。

例えばということで、恥ずかしながらの話をします。

私が、担当することになった入院患者のところへ初めて行き、自己紹介をした後、「今日の具合はどうですか？」と聞いた時のことでした。その患者は「いつもと変わらないね」と笑顔で答えてくれたので、私は「そうですか」と答えましたが、不安が大きく残ることになりました。というのは、患者に初めて会った日や、その次の日ぐらいですと、その患者の生活についてはまったく無知なわけですから「いつも」のことというのがどのようなものか、分かりようがないからです。この時、私は「外来で初診の患者を診るというのは、こういうことの連続なのだろうな」と思い、その大変さが思いやられることになりました。

それでも、私が患者のもとへ足を運ぶようになって3日目くらいになると、だいたいその患者の病院での生活の全体像が見えるようになってきました。早朝の患者の様子、日中の患者の様子、夜の患者の様子、就寝直前の患者の様子など、およそ分かるようになってきました。そしてある日、私はいつものように患者のところへ行き、「具合はどうですか」と聞きました。すると患者は、「うん……、あまり変わらないかな」と答えました。

私はこの時、患者の顔色がいつもより少し赤くなっているのでは、と思いました。具体的には顔全体に少し赤みがさしている、というものだったのですが、私は「もしかしたら熱が少しあるのではないか？」と思い、「検温の時、熱は何度でしたか？」と聞いてみました。すると患者は、「そういえば……、今朝、少しいつもより高かったかな……。でも、何でもないよ、このくらい」と答えました。それでも私は気になってしまい、患者の額に自分の手を置き、同時に患者の脈をとりました。するとやはり、患者の額は熱く、脈拍もいつもよりも速く、１分間に１００回くらいありました。

私はこの事実を指導医に伝えました。すると指導医は少しも驚いた様子がなく、「あの患者、どうして熱が上がったのだと思う？　患者の病態生理から考えてごらん」と言い、さらにニヤリと笑って「学生さんは、病棟に来たら、このように常に患者の病態生理を考えるくせをつけなければいけないよ」と教えてくれました。結局、この患者の熱の原因は、感染でも炎症でもなく、２日前に行った術後の回復のために出た熱だったということが、これまでの経過から分かりました。

これらのことから、事実は自分から積極的に見なければならないこと、また患者のある事実を見た時に、「どうして」そのようになっているのかを、患者の生理構造に分け入って考えることがとても大切であると、また学びとることになったのでした。

（3）

病棟実習での以上のような経験をしてから、私は患者の呈している「現象」とその「生理構造」の過程について、ものすごく意識をするようになっていきました。

初めは、私が担当する一人一人の患者ごとに、個人のレベルで、その患者の現象と、その生理構造かつ過程を考えていくことにしました。そして、何ヵ月か経過し、私自身がいくつもの病棟を実習していくうちに、個人のレベルから次第に、腎臓内科に入院している患者、消化器内科に入院している患者、呼吸器内科に入院している患者……と、科ごとにおよその一般的な患者の現象と、そのおよその一般的な生理構造かつ過程を考えるように意識していくようになっていきました。

このように、一人一人の患者の現象と、その生理構造かつ過程という、まったくの現象の事実レベルではなく、科ごとの一般的な患者の事実とその生理構造という、現象している「事実」の中から、共通して把持している性質を導き出した「論理」のレベルを考え始めた時、改めてここで、「事実」と「論理」についてしっかり学ぼうと思い立ち、『看護学と医学（上巻）』（瀬江千史著、現代社）を読み進めました。すると、そこには「事実」と「論理」について、次のようにはっきり説かれていたのです。

事実とは客観的現象であり、くだいていえば実際にあったこと、あることである。これに対して、論理とは、対象的事物・事象のもつ性質を一般性として把握したものである。これからわかるように、事実は現象しているものであるから、誰もが五感器官を介してとらえうるものであるのに対して、論理は現象していないものであり、我々が対象とかかわることによって、対象とかかわりながら、そのかかわるかたちで、いわば現象させるものである。

ここで私は改めて、「論理は現象していない」ものであるが、それを「頭脳の中に（頭脳活動として）現象させる」ことの重要性を学ぶこと（学ばされること）になりました。ここの事実と論理については、シャープペンシルやボールペンは、筆記用具という共通の性質を持つもの、また原稿用紙、メモ帳は、用紙という共通の性質を持つものとして、それぞれまとめることができるという例で説かれ、さらに両者に共通する性質は文房具で、さらにすべての物に共通する性質というレベルの論理では、物質ということになる、という例で論理と論理の構造化を、初心者にもとても分かり易く説かれていました。

私は、この「事実」と「論理」について、私なりに自分の例で考えてみようと思い、その日から考え続ける日々を、しっかり持って過ごしました。「事実」と「論理」について考え始めてから何ヵ月か経たある日、ついに「これが事実と論理か!?」と思えた瞬間が来ることになりました。この内実は、次節で説きます。

第二節　日常生活の具体例で考える

(1)

前節では、私が医学部5年生で行っている病棟実習について説きました。簡単に要約すると、病棟実習をしていて、私が大切だと思ったことは以下のことです。事実は自分から大切なところはどこか、何かと積極的に見てとろうとしなければ、事実を事実としてきちんと見ることができない（見えてはこない）、つまり、結局何も見ていないのと同じだということでした。また、患者のある事実を目の当たりにした時、「どうして」そのようになっているのか、という患者の生理構造に分け入って考えるというアタマの働かせ方を習得しなければならない、ということでした。

各科を回って実習をしていくうちに、次第に私のアタマの中では、個々の患者の現象とその生理構造かつ過程だけであった像が、少しずつそれらの像が積み重なってきて、科ごとにおよその一般的な患者の現象と、そのおよその一般的な生理構造かつ過程の像へ、変化（発展）していったのでした。

この時私は、「事実」のレベルと、共通して把持している性質を導き出した「論理」のレベルとに興味を持ち、『看護学と医学（上巻）』（前出）で「事実」と「論理」について学び直しました。そしてここで、「論理は現象していない」ものであるが、それを「頭脳の中に（頭脳活動として）現象させる」ことの重要性を学ぶこと（学ばされること）になりました。

今回は、この続きです。

（2）

私は、この「事実」と「論理」について、自分なりに自分の例で考えてみようと思い、その日から考え続ける日々を、しっかり持って過ごしました。「事実」と「論理」について考え始めてから何ヵ月か経ったある日、ついに「これが事実と論理か⁉」と思えた瞬間が来ることになりました。

それは、実家から私の下宿まで帰る時に、初めて一人で高速道路を走った時のことでした。これまで私は、実家から下宿に帰るのに車で一般道路しか走ったことがなく、道がすいていても、4、5時間はかかっていました。ところが、高速道路を使うと、約半分の2時間ほどで帰ることができました。私は自分が想像していた以上に時間を短縮できたことにも思わず感動（？）しましたが、それよりも、高速道路を走ったことで「事実」と「論理」を感情的！　に分かることができたことが、一番の感激でした。

どういうことかと言うと、これまで実家から私の下宿に車で帰る時、私は常に一般道路である下道ばかりを走っていました。そのため、自分は今、どの街を走っているのか、周囲をしっかりと眺めながら運転していました。

例えば、私が小学生の時に毎日通った道、とか、中学生の時に部活の遠征で行った街、とか、高校生の時に友人とよく遊びに行った街、家族で旅行に行った街、などです（ここで、私が描いた像＝記憶について厳密に言えば、「私が小学生の時に毎日通った道」というのと、それ以降に書いた、「○○の街」というのは、レベルが違います。

「私が小学生の時に毎日通った道」というのは、「この道」と具体的に言える、具体の像＝記憶ですが、「○○の街」というのはまったくの具体の像ではなく、そこにある建物や歩いている人などの個々の事実を見て、畑の多い所だなとか、人や車の多い所だなとか、高層ビルが多い所だな、など、「だいたいこのようなイメージ」という、まったくの記憶レベルの具体の像ではなく、事実レベルだけれども具体より少し一般化した像であると思いました）。

さて今回、私は初めて一人で高速道路を運転することにしました。そこで私は、実際に走る前に地図を広げ、実家から下宿までのルートを調べて、じっくりと眺めました。すると、何と実家から下宿に帰るのに、一度他県へ出て、そこを通過し、また一旦戻って、再び別の県へ出るというルートであることが分かりました。その時私は、「どうしよう！　こんなに何県にもまたがって高速道路を走るとは思っていなかった。高速道路初心者の自分には厳しいかもしれない！」と情けないと思いながらも、恐怖心を抱いてしまいました。しかし、いつかは乗り越えなければならないことですので、チャンスだと思い、勇気を持って出発することにしました。

そしていよいよ、出発となりました。まず実家から高速道路の入口まで、一般道路（下道）を走った時、その街はいつも路上駐車が多く、また自転車で道路を縦横無尽に走る人が多い街で、その日も相変わらずの状態でした。「この街は、いつもこうだよな……」と思いながら下道を走り、高速道路の入口を通って、無事に高速道路に乗り込み、順調に走り出しました。

走り出してしばらく経った時、私はふと気づきました。「あれ、そろそろ県を出たはず……」と。ところが周りを見渡すと、周囲は先程高速道路に乗り込んだ時の風景と何も変わらない、同じ壁と道路が続いているのです。しかしながら、手元のナビをちらりと見ると、確かに隣県へ入っているのです。そして、あれよあれよという間に、再びもとの県に戻っており、気がつくと、下宿のある県に入っていました。「あれ？　もう下宿のある県に入ったのか。一度県を出たという実感も、戻ったという実感もないまま、あっという間に通り過ぎてしまった……」と思い、再び周囲を見渡しましたが、やはりそこには先程から変わらない、同じ壁と道路が続いているだけでした。

この時私は、「高速道路は一般道路（下道）より、確かに早く目的地に着くけれど、一般道路（下道）を走る時のように、その町の風景などは何も味わうことができないのだな」と気がつきました。

他県へ出たとか、また戻ったなどの実感がまったくないというと、これには少しばかり語弊があります。というのは高速道路の標識や車のナビを見れば、必ず地名が書かれてあり、それを見ることによって、私自身が県の出入りに気づいているはずだからです。

ここでいう実感とは、高速道路を走る前に地図を広げてみた時に想像した、いろいろな県を縦断するような強烈な像のことです。実際に高速道路を走った時、私にはそのような実感はまったくありませんでした。

ここで、このことについて少し考えてみました。すなわち、高速道路を走るということは、これは具体を捨象した論理に喩えられるのでは⁉　と思いつき、高速道路のどこまでも変わらない周囲の壁の中を走りながら、「これが論理か‼」と思わず感動して叫んでしまったからです。

しかもおもしろいことに、高速道路（つまり論理）を走っていて、事実を知っている街（例えば私の通った高校のある街）の標識が出てきた時は、「ああ、あのあたりか」と論理から具体的な像、すなわち事実を思い巡らせることができたのです。しかし、私が今まで、まったく行ったことのない地名の書かれた標識を見た時は、同じ高速道路を走っているのに、何の具体的な像も思い浮かべることができませんでした。他県であるというぼんやりした像＝知識はあっても、その標識の街の一般道路（下道）を走ったことのない私にとっては、その街の具体像を、つまり事実レベルの姿を思い浮かべることはできませんでした。

これらのことを学問的に考えてみると、一般道路（下道）ばかりを通っていては事実ばかりに着目してしまう、いわゆる個別研究になってしまい、全国共通レベルの大きな筋道、すなわち高速道路を通すことができなくなってしまうのではないかと思いました。

また逆に、高速道路ばかりを通って、一般道路（下道）を知らなければ、つまり事実をきちんとふまえた上での論理でなければ、具体の像がない観念論になってしまいかねないと思い、一般道路（下道）も高速道路もどちらも必要で、その認識の「のぼりおり」が何より大切なのではないかと思いました。そして、この認識の「のぼりおり」の過程性にこそ、弁証法が大きく関わってくるのではないかと次第次第に思えてきました。このことについては、またの機会にじっくりと考えようと思います。

（3）

今回、この高速道路を走ったことで「事実」と「論理」について実感した後、再び病棟実習をしていると、実際の患者の病態と教科書に出てくる病気というものも、「事実」と「論理」として考えられると思いました。

病棟で患者を見ていると、どの患者もカルテに病名がついています。しかし、教科書でその病気を調べてみても、必ずしも患者の病気に起こっていることと教科書の病気についての記述は合致していません。例えば、パーキンソン病は、神経症状として振戦、無動、固縮の3徴が有名です。しかし、実際の患者では3徴がすべてそろった人もいれば、そうでない人もいますし、3徴以外の様々な症状が出ている人も確実にいます。

このような患者に起こっていることと教科書の記述とのギャップは、患者に起こっていることは「事実」レベルであるのに対し、教科書の記述は、現象レベルの一般性、つまり「論理」の話であるからだと思いました（しかし、これを厳密に考えると、一般性とは対象とするすべての事実に共通する性質を取り出したものをいうので、教科書の記述によく見られるような〝例外〟があるようなものは、対象を一般性として捉えているとは言えないと思いますが、ここでは大雑把に考えて、一般性レベルとして捉えることにしました）。

だから、患者を診る時に、患者に起こっていることを教科書の記述にあてはめて考えるのではなく、患者に起こっている事実から、その生理構造を論理として引き出さなければならないのだと、強く思いました。

高速道路を走った時に、一般道路（下道）だけを知っていても、あるいは高速道路だけを知っていても、それはどちらも不十分であると思ったように、病棟でも、いくら患者ばかりを見ても、教科書で一般的な病気のことを知らなければ、患者に現象している事実のうち、何を必要な事実として摑まなければならないかが分かりません。逆に、教科書の一般的なことばかりを知っていても、具体的な患者の像が描けなければ、本当にその病気について理解しているとは言えないと思います。

教科書の一般的な知識だけを暗記して、たとえ国家試験に合格できたとしても、実際に医師として患者と向き合った時、一人で責任を持ってその患者の病気の診断と治療ができるのだろうかと、ふと疑問に思えてなりませんでした。

また、高速道路の例から、「論理」の持つすばらしさも感じました。それは、高速道路があれば、たとえ一般道路（下道）をまったく知らなくても、その高速道路を走ってさえいれば、その街に入っていけるのだな、と思った時、患者を診る時にも論理的に同じことが言えると思いました。

どういうことかと言えば、患者を診る時に、高速道路、すなわち「人間が生きているとはどういうことか」という正常な人間の常態論を「論理」として身につけておけば、見たことも聞いたこともないような患者に起こっている現象であっても、常態論という筋を通すことで、きっと答えが出てくるように思えてきたからです。

これまで私は、人間の生理学について、人間の病気というものは正常な生理構造が歪んだものだから、そもそもの正常な生理構造を知らなければならない、だから生理学を学ぶことは大切だと思っていました。もちろん、その通りなのですが、今回私は、生理学の大切さはそれだけではないと思いました。私達が医師になった時のことを考えると、私達はたった一人で、実際の病んでいる患者の体の状態を把握し、診断と治療のために、患者の未知の部分へと踏み込んでいき、筋を通してその病態生理を導き出さなければならないからです。

このことについて、『看護学と医学（上巻）』（前出）に、「学問的論理能力」を身につけることがいかに至難の業であるかについて、次のように厳しく述べられています。

（学問的論理能力は）まさに「一寸先は闇」ともいうべき前人未到の構造に分けいり、そこから論理を導きださなければならないのである。

学者が学問体系を構築するために踏み込む未知の世界はまさに前人未到であり、医療において医師が患者の未知の部分に踏み込んでいくこととは、まるでレベルが違いますが、それでも、論理という武器を持って未知の世界に踏み込んでいくという点については、同じなのではないかと思っています。したがって医師は、その武器である論理、すなわち常態論を身につけておかなければならないだけでなく、その常態論から患者の未知の状態を、筋を通して考えることのできる頭脳活動、すなわちアタマの働かせ方を修得しなければならないと、改めて強く思っている今日この頃です。

第二章　弁証法と認識論の上達法、その過程を具体的に学ぶ

（1）

私は今回、『学城（学問への道）』第5号（日本弁証法論理学研究会編集、現代社）の、神庭純子先生の論文「南郷継正『〝夢〟講義』は看護のための弁証法と認識論の基礎である――『〝夢〟講義』はその上達法をやさしく説いている」を読みました。

なぜ、神庭先生のこの論文を勉強したのかというと、私は『医学教育概論の実践――ある医学生の学び』（北條亮、現代社）の「まえがき」に記したように、この『なんごう つぐまさが説く看護学科・心理学科学生への〝夢〟講義（1）〜（6）』（南郷継正、現代社）（以下、『〝夢〟講義』とします）に出会ったおかげで弁証法と認識論の学びに目覚めたのですが、これに深く学べば学ぶほど、きちんと分かりたいのにどうにも分かることができない、ということに気づいたからです。しかし分からないからと言って、あきらめることも嫌だ、だから何とか分かることが可能なもの（方法）はないものか、という気持ちでずっと苦しみ続けていたからです。

以上のような気持ちを持ったままの状態で、神庭先生の論文をまず一読してみました。すると「あぁ、『〝夢〟講義』はこう読むのか、こう学ぶのか」と素直に思え、神庭先生がご自身の学びを具体的に示してくださったことで、私のアタマを『〝夢〟講義』を分かる道（方法）へと導いてくださったように感じました。そしてその過程ではっきりと、私の『〝夢〟講義』の学びの欠陥が浮き彫りになってきたということを分からされました。それだけに、今回はこのことについて反省しながら述べたいと思います。

一読した後の、私の率直な思いとしては、神庭先生に『〝夢〟講義』の学び方を学んだと実感しています。「助かりました、有難いです」というのが本音です。今回の学びを通して、『初学者のための『看護覚え書』——看護の現在をナイチンゲールの原点に問う（1）〜（4）』（神庭純子、現代社）を上梓された神庭先生の実力が、この十年間でいかに培われてきたのかの過程が、『学城』第5号で、まるでアルバムをめくるように展開されました。ですから、今現在の神庭先生の実力がどれだけすごい高みにあるのか、またその実力が、この十年間で『〝夢〟講義』と共に、着実に積み重ねられてきたものなのだということが、とてもよく感じ取れました。改めて、日々の学びの継続の偉大さ！　ということを感じさせられました。

さて、神庭先生の論文を勉強していて、「あっ！」と思ったことがありました。「あっ！」というのは、「驚き」であり、そしてそれはまさに「私に欠けているもの」そのものでした。これについては、しっかり神庭先生が述べていらっしゃいます。

先生が何を説かれたのか、それをどう読んだのか、それはどういうことかを、どう考えたのかを言語化して、本当に先生が説かれたこと、説かれようとしたことはどういうことなのかを、ということとあわせて学び直すという時を、私たち学ぶ者は持たなければならないのかもしれないと考え始めています。

ここには、本当に大切な学びへの道（学習過程の方法論）の真髄が説かれていると思いました。まず第一に、南郷先生が説かれていることを自分なりにまとめてみること、そして第二に、それを自分がどう理解したのかということを、はっきりとした形で「言語化」することが大切である、とあります。これは『〝夢〟講義』第一巻で「第三編　学問的に説く『認識と言語の理論』」の「第二章　認識から言語への過程を説く」を、神庭先生が真面目に学びとられたからこそ、単に知識として覚えてきたのではなく、その中身（実体）を自分の事実で、着実に一つまた一つと実践してこられたのだ、と思いました。

しっかり自分の言葉にして表わす、すなわちはっきりと「言語化」するということは、アタマの中にある無限の、かつ漠然とした形でしか存在できていない認識を、連続性を持った一つの言語に集約するという、とても大変な苦しい過程を経なければできないものであり、それを実践してこられているからこそ、「分かる」ことと、それを「言葉にする」ことは、別のことである、ということの理解が、ご自分の理性的感情として実感されたのだ、と思いました。

(2)

さらに、私はこの文章を何度も読み込むうちに、次第次第に「これが神庭先生の実力向上の秘訣か⁉」と思える言語化にぶつかりました。それは、自分で自分なりに理解して「言語化」した（できた）ものを、「本当に先生が説かれたこと、説かれようとしたことはどういうことなのか、ということをあわせて学び直す」（傍点は北條）という部分です。

この文章には、特に衝撃を受けたことでした。まずは、「これだ！　このようなことの繰り返しの過程こそが、南郷先生への二重化への道なのでは……」と思いました。そしてこの文章は、実際に実践されなければ出て来ようのない文章だと思い、これを「言語化」されるまで、どれほどの実践の積み重ねがあったのだろう、そしてそれがあるからこその神庭先生の文章なのだと思い、心底震えました。

この「あわせて学び直す」という過程の偉大さに、はたして何人の人が気づくことができたのでしょうか。ここには観念的二重化を考える上で、最も重要なことが書かれているように私には思えました。

それは何かと言えば、神庭先生は、南郷先生が『〝夢〟講義』で説かれた観念（認識＝像）と、神庭先生ご自身が『〝夢〟講義』を学んで描かれた観念（認識＝像）とを明確に区別し、対立物としてきちんと捉え、その上で初めて、その二つの観念を重ね合わせながら学んでこられていることです。この過程を経てこられたからこそ、この過程をしっかり辿ってこられたからこそ、神庭先生のアタマの中は、年々南郷先生化した観念に成長・発展していかれたのだ、と思いました。

　ところが私も含めて、たいていの人々の場合、観念的に二重化しているつもりでも、実際は二重化できていないことが、しばしば認められます。例えば、『〝夢〟講義』を読んで、南郷先生の観念に自分が二重化しているつもりでも、どうしても自分的なものの見方、考え方で『〝夢〟講義』を読んでしまいがちになります。つまり、南郷先生に二重化しているつもりでも、実際は南郷先生の観念を、自分の問いかけ的認識で読みとってしまっており、結果として自分の他人化（観念的二重化）ではなく、自分の自分化が一方的に進むだけで、自分の他人化たる南郷先生化した自分の観念は、ほとんどつくられてはいません。

　その通りに私は今まで、南郷先生の観念と自分の観念を、明確に分けて考えたことがありませんでした。ですから私は、自分としては南郷先生に二重化して『〝夢〟講義』を読んでいるつもりでしたが、実際はそうではなく、南郷先生の『〝夢〟講義』を自分勝手に読んでしまっていただけだったのだと、怖い思いで分からされることになりました。この神庭先生の文章こそ、観念的二重化が見事に技化された集大成だと、ここでしみじみ思いました。

　神庭先生の論文を勉強していって、私はさらに自分の欠陥に気づかされることになりました。これはまさに先述したこととつながってくることなのですが、それは私の勉強の仕方には「南郷先生との対話がほとんどなされていなかったのだ」ということです。

神庭先生は、論文の中で、必ずご自身の理解と、南郷先生との対話を書かれています。論文を読んでいて、まるで目の前に南郷先生がいらして、神庭先生が南郷先生に、直接にお話されているような錯覚をしてしまうくらいです。それくらい、観念的に二重化され、対話されている論文だと感じとれます。これを神庭先生は十年間、毎日毎日繰り返し、続けてこられたのかと思うと、何とも震えが止まりません。まさに毎日毎日、南郷先生と観念的に二重化されての弁証術を、されているのです。

これらのことから見えてくるものは、やはり神庭先生は『〝夢〟講義』を日々の生活の中で実践されている、ということです。『〝夢〟講義』で説かれたことを、まずはすべて受け入れ、次にそこから全身全霊で南郷先生に二重化され、そしてまさに血肉と化すレベルで、日々自分の実践をされているのだということです。これこそ、まさしく『〝夢〟講義』と共に生き、成長していく学びの姿だと私は思えました。

私は今回、神庭先生の論文を勉強したことで、自分に足りないものが、はっきりと見えてくることになりました。それは『〝夢〟講義』を、まず自分なりに理解すらしていないこと、次にそれを一言も本当の言語化をしていないこと、つまりは南郷先生に本当の観念的二重化をした上での学びをしていないこと、です。それをせずに、「『〝夢〟講義』は難しい、分からない」と思っていた自分が、今はとても恥ずかしく思えてなりません。

(3)

ということで、早速神庭先生の論文を、自分なりに(ですが)学んでみることにしました。それは、今回の論文で、神庭先生は何を説かれているのか(説きたかったのか)、神庭先生が『〝夢〟講義』に学んできた過程とは、一体何なのかについて、私なりに考えてみることでした。

まず、今回の論文の全体を見てみると、大きく二つに分けられています。一つは、「『〝夢〟講義』第二巻に学ぶ」であり、もう一つは「『〝夢〟講義』に学んできた過程」です。私は、「この二つの関係性はどういうものなのだろう」ということをしっかり意識しながら、読み進めていきました。

前者では、神庭先生は『〝夢〟講義』第二巻が、「弁証法の学び編」であることの意味について考えていらっしゃいます。それは、すべてのことが「過程性」として、過程性から説かれているということ、またそれが分かるためには、『〝夢〟講義』の内容を学びとることと共に、それ以上に、その説かれ方にこそ学ぶことが大切であることを述べていらっしゃるからです。

続いて、『〝夢〟講義』第二巻から学びとった「過程的」に説くとは、について述べていらっしゃいます。ここで神庭先生は見事に、『〝夢〟講義』第二巻の全体像を、一つの大きなつながりとして展開されていると思います。これは、先程の『〝夢〟講義』第二巻が「弁証法の学び編」

であることの意味を考える過程を、神庭先生が持たれたからこそ、のぼることのできる次のステップだと思いました。その過程は、まさに弁証法でいう「否定の否定の法則」についての実践だと思えました。つまり、まず自分の認識を否定して、南郷先生の認識になりきり、『〝夢〟講義』第二巻から「過程的」に説くことを学ばれ、最後に第二の否定をして、その『〝夢〟講義』第二巻のつながりを「自分の中でつなげる」ことをされて、そして「あぁ、これが過程的に説く、ということか」と実感されています。それだけにその後、神庭先生のアタマの中のつながりが、自分の論理的なあり方として一気に展開されていきます。

私は、この神庭先生のアタマの中のつながりの文章を読んで初めて、「あぁ、『〝夢〟講義』第二巻はこういうつながりだったのか」と納得できました。それまでの私はというと、「『労働』が出てきたり、赤ちゃんの夜泣きが出てきたり……。それぞれの話の内容はそれぞれ一応理解できるけれど、どういうつながりがあるのか分からないな……」と思うだけでした。ところが、神庭先生は一本の筋として、見事なつながりとして捉えられています。そしてさらに凄いことには、このようにつながりをつなげられるようになる過程が、その次のテーマとして展開されてくるのです。

（4）

次のテーマである「『〝夢〟講義』に学んできた過程」を読んでみると、具体的には、先程述べたように、まず日々、南郷先生と観念的二重化レベルで対話されながら、『〝夢〟講義』を読んでご自分が理解したことを表現され、そしてご自分の事実で実践され、実感されています。すなわち、まずは南郷先生の観念をすべて受け入れ、次に自分の頭脳活動の中で自己化する過程を経てから、ご自身の言葉で表現されています。これこそはまさに、古代ギリシャ時代からの人類の認識の発展過程を、一身の上に繰り返している、しかもそれを毎日毎日繰り返している、と言えるのでは、と思えました。

次に私は、ここで「『〝夢〟講義』に学んできた過程」の、そのつながりを考えることが自分の勉強になると思いました。つまり、神庭先生がなさってきたこれまでの実践を、現象レベルでしっかり知ると共に、それだけでなく、その実践の意味を、その構造を、「過程」としてつなげて考えることが、本当の意味で神庭先生のこれまでの過程を学ぶことだ、と思いました。

例えば、神庭先生が、『武道の理論』を学んで、学んだ武道という中身を看護に読みかえてその中身を追った時、「看護と武道の共通性」から、看護の「心」と看護の「技」について考えていらっしゃいます。そして、「看護と武道の共通性は、『心』と『技』は切り離すことのできない関係にあることである。だからそれだけに、心と技の相互浸透の過程が、とても重要である」ということでした。

また、社会問題となった「17歳の心」について、南郷先生が、「17歳の心」が「17歳の心」になっていく過程を見てとっていくこと、「17歳の心」がどのように現象したかということを、その過程の流れから説くことこそが大切である、と説かれた内容から、「これは、あらゆる物事を見ていくにあたってとても重要なこと」と述べていらっしゃいます。

さらに、「弁証法を学ぶとはどういうことか」に言及され、弁証法を学ぶには、歴史的な視点から考えること、「運動性」を見てとる視点を持つことが大切であると述べていらっしゃいます。また、南郷先生の「生命の歴史」の御講義から、「生命体の発展（変化）は地球上の状況の発展（変化）によるものである」という一貫した弁証法性をしっかり感じとっていらっしゃるのです。

続いて、『季刊 綜合看護』に連載されていた当時の「〝夢〟講義（9）」を読まれての、神庭先生の論文があります。そこでは、神庭先生が、「この論文をしっかりとその流れから説かれていることを理解したい」と述べ、「〝夢〟講義（9）」の中で南郷先生が説かれている内容、つまり「夢とは何か」ということを説くには、認識学とは、認識とは、人間とは、をふまえるのはもちろん、「生命の歴史」からの連綿とした流れの中で明らかにされようとしていること、をきちんと読みとられています。

私は神庭先生が「〝夢〟講義（9）」につけられた小見出しを見ても、それらをただ同レベルで並列に見てしまうことしかできませんでした。ところが、神庭先生は論文全体に小見出しをつけることで、この論文の流れを読みとるのと直接に、この論文の体系性をも、しっかり学んでいこうとされています。私には、論文の流れを追うことと、その論文の体系性を学ぶことがなかなかつながらず、どうにも実感が湧かないだけに困っているのですが、私もいつの日にか、論文の流れを追うことで、その論文の体系性が分かっていけるような、弁証法的な働きを持つ頭脳になりたいと思いました。

（5）

このように見てくると、神庭先生は、常に常に「過程」そのものに着目し続けていることがよく分かります。また、その「過程」すらも、次第次第にそれらの過程の構造に入っていくようになる、つまり何と過程の過程性に着目するようになっています。そして、そこにも体系性を見てとるようになっていきます。この過程を十年間続けてこられた神庭先生は、ついに南郷先生のこれまでの集大成である『武道哲学　著作・講義全集』（現代社）を、「読める！」と実感されているのです。そしてそれは、これまでの『〝夢〟講義』の学びがあったからだと、述べらていらっしゃいます。本当に「凄い！」の一言でしかありません。

ここまできて、私はようやく今回の神庭先生の論文の大きな二つのテーマである、「『〝夢〟講義』第二巻に学ぶ」と、「『〝夢〟講義』に学んできた過程」の関係性が分かったように思いました。それは何かというと、神庭先生の論文の前者は、後者の「学びの過程」の集大成であるという見事な連関の関係性です。後半に書かれた『〝夢〟講義』と共に歩んでこられた十年間があったからこそ、前半の『〝夢〟講義』第二巻の全体の展開を、体系性として見事に読みとられた論文になったのだと思いました。

今回、神庭先生の論文を学んだことで、実に多くのことに気がつくことができました。「本当に有難い論文を『学城』に載せてくださった!!」と心からの感謝の気持ちで一杯です。私はこれから、もう一度『〝夢〟講義』第一巻に戻り、一歩ずつ、自分なりに理解し、「言語化」し、南郷先生に本当に観念的に二重化し、「あわせて学び直す」ことを真面目に取り組もうと、ここで決心できました。私にも、神庭先生のようなモノスゴイ実力がつく日を〝夢〟見て……。

第三章　事実から現象的な全体像、そして論理的な構造像への過程を学ぶ

（1）

医学部での臨床実習が始まって、約1年が経ちました。毎朝、私は白衣を身にまとって病棟へ行き、まず担当患者の病室へ立ち寄ります。そして挨拶をし、簡単な問診と身体診察を行います。その後、指導医に患者の様子を、前日の晩からその日の朝にかけて時系列的に報告することが、私の自然な習慣となってきた今日この頃です。ようやく、「医療の現場」になじんできたと感じています。

実習が始まった頃の私は、毎日、目新しい事実にぶつかり、そのつど、心を躍らせていました。例えば、黄疸が出ている患者を見れば、「これが黄疸か……」と驚き、腹水や四肢の浮腫がある患者を見れば、実際に腹部や四肢を触らせてもらって、その感触に「これが腹水か。これが浮腫なんだ！」と、初めて納得できました。

そして、このように実際の患者を診たその日のうちに教科書を読み、黄疸や腹水、四肢の浮腫が起きる病態生理を、病棟で診た患者のナマの像と重ね合わせながら勉強しました。すると、「だからこの時の患者の検査データは、このようなものになっているのだな」ということが具体的に分かるようになり、検査データから病態を考えるようになっていきました。そこで次は患者の状態（病態）から検査データを、ある程度予想できるように訓練するようにしていきました。

また、リウマチの患者を担当した時には、実際の患者の手指の関節がすでに破壊されて、関節としては機能していない様子と、手指の骨のX線写真とを何度も比較しました。同様に、側彎症の患者を担当した時には、実際の患者の腰の高さに左右差がある曲がった後ろ姿や、前傾姿勢をとってもらった時に突出する背部の様子と、胸腰椎の骨が異常な曲線となっているX線写真とを何度も比較しました。

そうすることで、私は自分のアタマの中で、実際の患者の体を皮膚表面上から観察した時に、その時の骨の様子が透けて見えるように、またX線写真を見た時に、実際の患者の様子が思い描けるように訓練していきました。このような日々の学びを積み重ねることで、私は自分の使用している教科書のどのページを開いても、私のアタマの中には、単なる文字や写真の反映ではなく、具体的な患者の像をイキイキと思い描くことができるようになり、当然のことに、それで私は満足していました。

（2）

しかしながら、『医学教育 概論』（前出）を学んでいくと、実力のある医師になるためには、今現在の患者の病態生理をイキイキと描くことは、もちろん重要なことですが、それだけでなく、「なぜ今のような状態になってしまったのか」という、病気に至るプロセスを見てとれるようにならなければならないことが分からされます。そして、そのためには、そもそも病気というものは、その人の正常な生理構造が外界との相互浸透によって歪んでいったものですから、その人が「生きて、生活している」正常な生理構造を、まずはきちんと押さえなければならないことも分からされてきます。

私には、ここはとても大切な部分で、ここの理解を医学生のうちに頭脳活動として学ぶことで、将来、体系的なアタマができるかどうか大きく決まると思えました。

つまり、まずは専門過程の全体像である科学的医学体系を、体系的に理解することが大前提です。そしてこの科学的医学体系の構造、すなわち、常態論を土台として、病態論、治療論の二本柱が立つ構造〔図3〕と、なぜそのような構造になるのかの論理〔図4〕、これらの理論的な全体像を理解するために表象レベルで示された〔図5〕をきちんと学ぶ必要があります。

ここで〔図5〕を学ぶとは、自分の事実で、正常な生理構造〔Ⓐ〕が、外界との相互浸透によって歪んだ生理構造である〔Ⓑ〕となる病気へのプロセスと、それを正常な生理構造〔Ⓐ〕へと可能な限り近づけた〔Ⓐ〕へと回復させるプロセスを押さえなければならないということです。そこで私は、実際の患者の事実から、その患者の〔図5〕を自分のアタマの中に思い描いてみることにしました。

まず私は、〔図5〕の〔Ⓐ〕と、〔Ⓐ〕から〔Ⓑ〕へのプロセスを描くため、自分が実習中に担当した患者達との会話の中で、その人がこれまでどのような日常生活を送ってきたのか、その人が朝起きてから夜寝るまで、何をどのようにして過ごし、何をどのように食べて暮らしているのかを、できるだけ具体的に聞くことにしました。そして、加えて患者達が、今のように寝衣を着てベッドの上に横になっている姿ではなく、入院してくる前の、普段着で過ごす家の中での生活を思い描けるように努力しました。

例えば、皮膚科の実習では、薬疹で緊急入院となった患者がいました。その患者は、これまでは市販薬を飲めばすぐに治っていたカゼが、今回に限っていつまでも改善しない、ということで、近医にかかり、そこで処方された抗生物質を服用したところ、その日の晩から急に38℃の熱が出て、全身に紅斑が出現したということで、大学病院の皮膚科を受診しました。患者によると、これまで薬を飲んでこのようなアレルギー反応が出現したことはなく、本人もとても不思議そうでした。

そこで私は、その患者に、最近の様子を詳しく聞いてみました。すると、普段から疲れると蕁麻疹が出ることがあったそうで、最近は仕事で海外出張が月に一度のペースであり、食事も外食ばかりだったそうです。また、資格試験の勉強も並行して行っていて、慢性的に睡眠不足であったにもかかわらず、最近は疲れすら感じなくなっていたということでした。

このような事実を再確認してみると、患者は、「私はこんなに無理な生活をしていたんですね……。だから、普段ならすぐ治るカゼも、今回はなかなか治らなかったんですね……」としみじみ話しました。そしてこの時、私はこの患者の体の内部構造を考えてみました。

毎日外食で、体を構成する栄養バランスが必ずしも良いとは言えない食事を、胃と腸をはじめとする器官で消化・吸収し、肝臓がその偏った食事の中から、全身の細胞をつくり変えるのに必要な成分を、何とかつくり出して全身に配っている様子が目に浮かびました。また、このような偏った食事によって、肝臓をはじめとする内臓に負担をかけているにもかかわらず、資格試験のストレスや慢性的な睡眠不足で十分な回復をなすこともなく、さらに悪いことには、この患者はとんでもなく運動不足の生活をしていました。

そもそも運動器官と代謝器官とを統括する働きを持つ脳なのに、運動はしない、食事は偏食であれば、それを統括する脳は実体も機能も歪んだものになってしまうのは常識というものです。その結果、本当は疲れてくれれば、当人は普通は感じることが可能なはずなのに、その疲れすら感じなくなるほどに疲れてしまったのだと思いました。

このように、患者の体は、本当は不健康状態であるのに、さも健康状態であるかのような現象を呈している状況の中で、とうとう全身の細胞が弱まった「カゼ」の状態となってしまいましたが、もうその時の患者の体には、その「カゼ」の状態から回復させるだけの力がなかったようで、「カゼ」の状態が長引いています。そして、このような全身の細胞が本当に弱まってしまった状態のところに、医師によって抗生物質が投与されることになりました。

もともとの細胞が健康な状態で、細菌に感染したのなら、抗生物質はその人の体の回復のために劇的に効き、時に副作用といわれる問題を起こすことはまずないのですが、この患者の場合、肝臓をはじめとする全身の細胞が本当に弱ってしまっていたため、抗生物質が投与されたことにより、結果として、弱った肝臓が抗生物質を苦労しながら代謝しなければならず、このことが肝臓にさらなる負担をかけてしまったように私には思われました。

そもそも、疲れた時に蕁麻疹が出現し易かったというこの患者は、このような全身レベルのダメージが皮膚に出易いので、今回は、加えて抗生物質による内臓を中心としたダメージが皮膚に出てしまい、薬疹が起きてしまったのではないかと思いました。

また眼科の実習では、糖尿病性網膜症の患者を担当しました。糖尿病性網膜症の患者は、若い人では30歳代の人もいました。また眼科に入院している全患者のうち、糖尿病性網膜症の患者が占める人数の多さに驚きました。この糖尿病性網膜症の患者達から日常生活の様子を聞くと、どの方もたいてい「自分は糖尿病である」という病識が薄く、血糖のコントロールができていない、あるいはまったく放置している人がほとんどで、ある時から「目が見えづらくなってきた」ことに気づいて、ようやく眼科を受診されていました。

しかしながら、すべての糖尿病の患者が網膜症になるわけではないので、やはり、糖尿病性網膜症になる人は、相変わらず甘いものを常に食べ続けていたり、これまでの生活を変えようという意識がなかったり、血糖コントロールの治療を受けなかったりなどの原因が必ずあるのだなと思いました。

このように患者達から、現在の病気の状態に至るまでの日常生活を聞いてみると、その過程には必ず、「これじゃあ、病気になるよな」と、私はもちろんのこと、患者自身でさえも納得できるような原因がいくつもあり、それらが徐々にあるいは急激に、患者の正常な生理構造を歪めていったのだと分かりました。こうして私は、自分のアタマの中で、それぞれの患者の〔図5〕の、〔Ⓐ〕と、〔Ⓐ〕から〔Ⓑ〕へのプロセスを、現象レベルで思い描くことができました。

続いて〔図5〕の〔Ⓑ〕から〔Ⓐ′〕へのプロセスを、実際に行われた治療と、それによって患者がどのように変化していったかについて思い描いてみました。

薬疹の患者では、まず薬疹の原因となった薬を中止し、ステロイドの点滴をしました。そうすることによって、真っ赤だった全身の皮膚が、徐々に淡紅色となり、一部は正常な皮膚の色になっていきました。また、糖尿病性網膜症の患者では、血糖のコントロールと、眼底の手術が行われました。このような治療が施された患者達は、〔Ⓐ′〕の状態に、すなわち正常な生理構造〔Ⓐ〕へと可能な限り近づけた状態になりました。薬疹の患者では、薬疹がほぼ消失し、薬疹が出る以前の皮膚に近い状態となり、糖尿病性網膜症の患者では、以前より視力が出るようになり、無事に退院していきました。

以上のようなアタマの働かせ方を、他の科の実習で担当したすべての患者、例えば小児科での紫斑病の小学生や、消化器内科での急性膵炎の患者、呼吸器内科での過敏性肺炎の患者で、それぞれ〔図5〕を使って練習していきました。

(3)

ところが、です。以前の講義で、先生方が次のように説かれました。

しかし、このように解剖学、生理学の知識を総動員して〔Ⓐ〕の内部構造の像が描けても、まだそれだけでは不十分です。なぜ不十分というのかというと、この現象的な全体像だけでは、〔Ⓑ〕の歪みの構造を把握するのに、役立てることはできないからです。では一体、どのような像が必要なのでしょうか。

それは、論理的な構造像です。すなわち、先程の現象的な全体像を、論理的に構造化して捉えた像なのです。

私はこれを読んで、衝撃を受けました。私は、薬疹の患者を診ても、糖尿病性網膜症の患者を診ても、〔図5〕を使ってしっかり考えているつもりでしたが、実際の私は、患者達の現象面しか見ていませんでした。

私は医師になるのですから、解剖学、生理学で学んできた知識を総動員して描いた、生きている人間の現象的全体像だけでなく、それを論理的に構造化した像を描かなければなりません。

そのためには、生きている人間の内部構造を、生命体の論理的発展史である「いのちの歴史」から捉えた、運動器官と代謝器官、その両者を統括する統括器官として捉え、さらに、人間は、統括器官である脳の一つの機能として発展した認識によって、自然的外界及び社会的外界と相互浸透しながら生きている、と捉えなければなりません。

具体的には、『医学教育 概論』の中で先生方が「潰瘍性大腸炎の女性」の症例を用いて説かれているので、しっかりと学んでいき、論理的な構造像を持つことが、どのように病気の診断に役立つのかを理解するべきだったのだと思います。

ここで私が学ばなければならないのは、潰瘍性大腸炎の例で、「論理的な構造像」がどのような形で病気の診断に役立つのか、という具体的な方法だけではなく、それと共に、「論理的な構造像」という論理の世界の話と、「病気の診断」という現実（現象）の世界の話とのつながり、つまりのぼりおりの筋道を、一般性レベルで学ぶことであると思いました。

なぜなら、潰瘍性大腸炎の例を、知識としてハウ・ツーレベルでのみ覚えてしまうと、いざ自分が医師になった時、潰瘍性大腸炎の例では、「論理的な構造像」がどのような形で病気の診断に役立つのか、ということを理解し、使うことができても、それ以外の病気の人の場合に、自分のアタマで使えるようにはならないと思うからです。

この現実〔現象〕の世界の話と論理の世界の話の関係について、実習中に一つ思ったことがありました。前述したように、私は担当した患者を、〔図5〕で考えるようにして実習をしてきました。先程の薬疹や糖尿病性網膜症の患者達は、〔Ⓐ〕→〔Ⓑ〕→〔Ⓐ′〕という典型的な経過を辿り、無事に退院していきました。しかしながら、患者の中には、治療の甲斐もなく、亡くなってしまう方もいました。

今回、自分が実習している最中には、肝ガンの患者と肺ガンの患者が亡くなりました。肝ガンの患者でも、肺ガンの患者でも、私は〔図5〕を使って考えてみました。肝ガンや肺ガンの患者達も、正常な生理構造〔Ⓐ〕が、外界との相互浸透によって歪んだ生理構造である〔Ⓑ〕となる病気へのプロセスがあり、肝ガン、肺ガンになってしまいました。そこで、それを正常な生理構造〔Ⓐ〕へ可能な限り近づけた〔Ⓐ′〕へと回復させるべく、治療が施されました。

しかしながら、この患者達は結果的に亡くなってしまいました。この時私は、「〔Ⓑ〕の状態の人が治療を受けて、結果としてその人が亡くなった時、この状態は〔Ⓐ′〕なのだろうか……」と疑問に思いました。そこでもう一度、〔図5〕とその説明文をしっかりと読み直しました。すると次のようにありました。

〔図5〕では、正常な生理構造〔Ⓐ〕が、外界との相互浸透によって歪んだ生理構造である〔Ⓑ〕となる病気へのプロセスと、それを正常な生理構造〔Ⓐ〕へ可能な限り近づけた〔Ⓐ′〕へと回復させるプロセスを示しています。その一連の過程を事実的、論理的に押さえた上で、病気の診断と治療が専門である医師として、その実力を養成するために学ぶべきものが、〔Ⓐ〕のあり方を理論的に説いた『常態論』、〔Ⓐ〕が〔Ⓑ〕へと至り、さらに〔Ⓐ′〕へと回復する全過程を理論的に説いた『病態論』、〔Ⓑ〕から〔Ⓐ′〕への過程を理論的に説いた『治療論』であり、〔図5〕の上部にそれが示してあります。

ここをよく読むと、「……その一連の過程を事実的・論理的に押さえた上で……」とありました。そこで私はようやく、「そうか、事実的に押さえることと、論理的に押さえることとは、はっきりと区別して考えなければならないのか。『正常な生理構造〔Ⓐ〕へ可能な限り近づけた〔Ⓐ′〕』は論理的な話で、『患者が亡くなる』というのは事実的な話なのだな」と思うことができました。

これからは、実習をしていく中で〔図5〕を使って訓練をする時、事実的なレベルで使っているのか、論理的なレベルで使っているのかを意図的に区別し、連関づけて考えていき、医師となった時には事実と論理の区別と連関を明らかにしながら、医療の現場で患者の診断と治療を行えるようなアタマづくりをしていこうと決心した次第です。

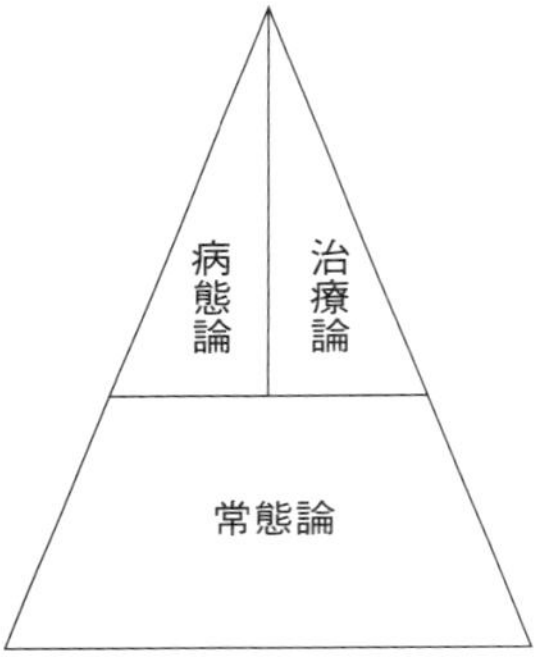
病態論
治療論
常態論

〔図 3〕

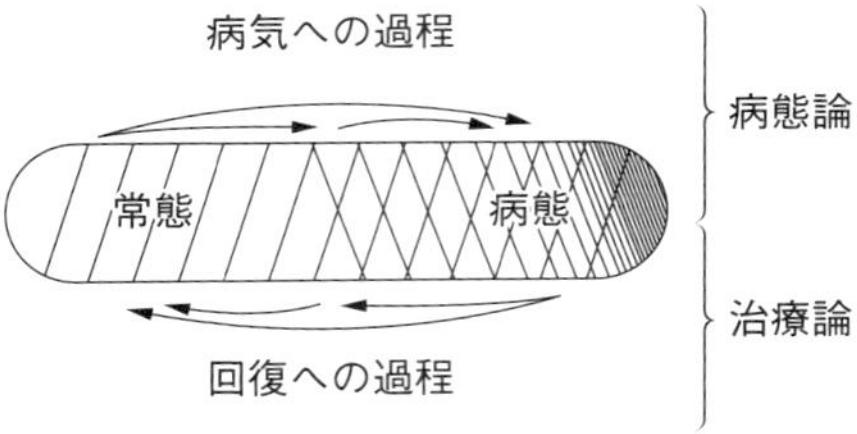
病気への過程
常態
病態
回復への過程
病態論
治療論

〔図 4〕

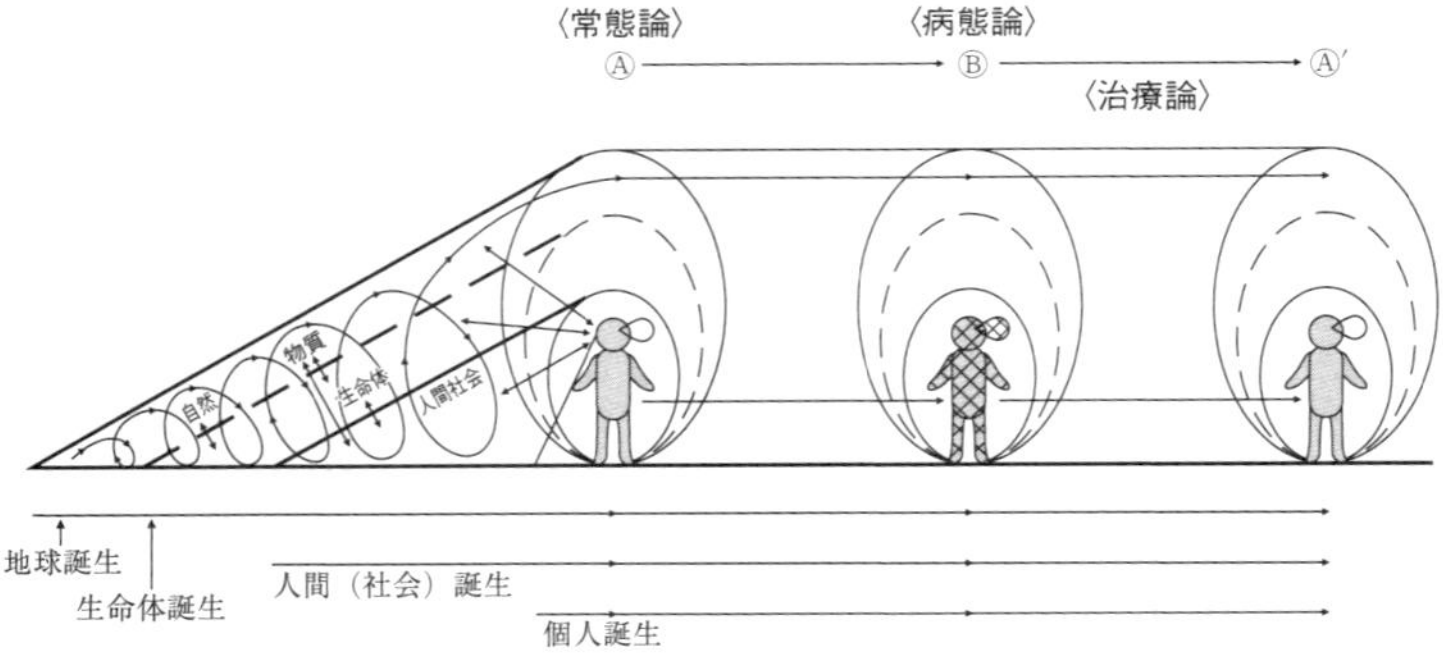
〈常態論〉
〈病態論〉
Ⓐ
Ⓑ
Ⓐ′
〈治療論〉
自然
物質
生命体
人間社会
地球誕生
生命体誕生
人間（社会）誕生
個人誕生

〔図 5〕

第四章　人間は認識的実在であると学問的に捉える大事さを学ぶ

（1）

いつの間にか季節は春になり、今年も、部活の新入生歓迎会が行われ、私達6年生は最高学年として新1年生を迎えました。私達の感覚としては、ついこの前、入学したばかりのような気がしていて、医学を学んでもう5年間も経過しているということを改めて考えると、この5年間で私達はきちんと成長しているのか、不安になってしまいます。

しかしながら、今、私達の目の前で元気にはしゃいでいる1年生達を見ていると、つい数ヵ月前まで高校生や浪人生であったことが一目瞭然で、明らかに私達とは雰囲気が違いました。この1年生達の様子を見て、私達はお互いに、「少なくとも自分達は、1年生より落ち着いた大人になっているよな」と言いあいました。

この時私は、1年生と私達6年生の雰囲気が、こんなにも違う原因は何なのかを考えてみました。それには、単に年齢を重ねたから落ち着いた、などの理由もあると思うのですが、私達6年

生が、1年生と決定的に違うことは、私達が医学生としての自覚を持つようになってきているこ
とだと思いました。私達は、5年生から6年生にかけて、医学生として病棟実習を行いました。
この病棟実習という経験を通して、医師の像がとても具体的に、明確に描けるようになり、また
医学生として実際に患者に接することで、自分の医学的知識の浅さや、自らの人間性の未熟さを、
様々な場面で痛感することとなり、「もっと自分を高めたい」と思うようになりました。
　そして今は、「自分は来年から医師という立場で現場に出て働くのだ」という危機感を持った
自覚が生まれたことで、日常生活に至るまで、医学生としてのあり方を意識するようになってき
ているのだと思います。
　さて部活の歓迎会では、私達6年生は、1年生や2年生達の元気さとパワーに圧倒されながら
も、後輩達との会話を楽しみました。そのような中で、後輩の1人が、「大学の授業のことで質
問があるのですが……」と、私達に話しかけてきました。それは次のようなものでした。
「この前の生理学の授業で、『神経系』として『刺激の受容と情報伝達』を習いました。そこで
は、ヒトは、外部環境や内部環境からの刺激に対応して、正常な機能を維持しているということ
でした。
　例えば、皮膚や目や耳などにある受容器で受け入れられた刺激は、感覚神経を通して、脳や脊
髄などの中枢神経系に伝えられ、中枢はこの刺激の強さに応じて興奮し、運動神経や自律神経を
通して命令を伝え、骨格筋や内臓などの効果器に反応を起こさせている、ということでした。そ

して、神経細胞や、受容器と神経細胞、神経細胞と効果器を結ぶ軸索内では、電気信号によって興奮が伝えられています。また、軸索の末端では、他の神経細胞や樹状突起と狭い隙間《スキマ》を隔てて接続し、この接続部位であるシナプスでは、化学物質（神経伝達物質）によって興奮が伝えられている、と習いました。

自分は、この授業を聞きながら、『ふーん、そうなのか……』と思う一方で、神経細胞の集まりである脳でも同様のことが起きているのかと思うと、不思議な感じがしてしまいました。というのは、自分が今、このように考えたり、喜んだり、悲しんだり、それを話したりすることもすべて、電気的興奮や、神経伝達物質を通して行われているのだろうか、授業で習ったことで、説明ができるのだろうかと思ってしまうのです。どのように考えたらよいのでしょうか。」

この質問を受けた私達6年生は、全員で一斉に質問をしてきた後輩を褒めました。

「お前は偉い！　この神経系の授業を習った時に、自分が考えたり、話したり、喜びや悲しみを感じたりすることと、軸索での電気信号や、シナプス間隙《カンゲキ》での化学物質のやりとりとが、『どうにもつながらない』と感じたことは、とても大切なことだ。なぜなら、それはお前が常に『生きて、生活している人間』を自分のアタマの中に描いているからこそ、今回のこの疑問が生まれたのだよ。偉い！　お前はきちんと『医学教育　概論』を学んでいるのだな。」

このように私達が話すと、後輩は少し気まずい表情をして、次のように言いました。

「自分は、特に『生きて、生活している人間』を意識していたわけではないのです……。ただ、自分のことを思い描いてみただけなんで……。ですが、よく考えてみれば、自分はまさに『生きて、生活している人間』なんですよね。そうか！　生理学で習ったことを、すべて自分の体にあてはめて考えていけば、『生きて、生活している人間』から考えることになるし、知識の丸暗記にもならず、実感のこもったものとして学ぶことができるのですね！」

これを聞いた私達6年生は、この後輩の反応に再び驚いてしまいました。なぜなら私達が1、2年生の頃は、まだまだ昔の医学教育を引きずっていたようで、「いかに多くの知識を効率よく暗記するか、させるか」に主眼が置かれていて、私達もそのように教育されました。

ところが、最近の低学年の医学生達の話を聞いていると、授業で習ったことをそのまま丸暗記するのではなく、授業で習った内容を、一旦自分のアタマの中で「生きて、生活している人間」に還元していく過程を持ち、その後、各授業内容から収斂されてつくりあげた「生きて、生活している人間」から、新たな授業を聞いて、新たな事実を学び、再び自分のアタマの中の「生きて、生活している人間」に還元していく過程を持つことが、当然のようになってきているように感じるのです。

残念ながらこのことは、私達が低学年の頃は、まだまだ常識にはなっておらず、むしろ、「そんな回りくどいこと、無駄！」と反発する同級生が大半でした。それが今では、当然のこととして医学生に受け入れられている現実を見て、私達はとても驚き、同時に嬉しくなりました。

（2）

歓迎会の翌日、私達は質問をしてきた後輩に、『新・頭脳の科学（上巻）――アタマとココロの謎を解く』（瀬江千史、菅野幸子著、現代社）を紹介しました。そして、後輩の質問に対する答えが掲載されている箇所をさし示しながら、簡単に説明しました。

さていずれにしても、人間の脳を論じる時に、認識を切り離すことはできないはずなのに、頭脳についての最も究明が進んでいるはずの、現代生理学において対象とされている頭脳論は、認識を切り離してしまっているのが現状です。ありとあらゆる生理学の教科書を、どれでも開いてみれば分かるように、そこには認識という文字はおそらく一字もないはずです。「中枢神経系」という実体そのものの脳の項で書かれているのは、感覚を受けとり、運動を司る機能つまり働きであり、あとはせいぜい情動とか記憶についてだけです。

いずれにしても、生理学の教科書には、人間が人間であることの証《アカシ》としての、脳の機能である認識については、まったく説かれていないのであり、その結果医学生は、「認識論」などというと、それは哲学か心理学の分野であって、医学には関係ないと思ってしまっているのが現状です。

しかし、本来の人間の生理学は、この認識を無視しては、根本から誤ってしまうのです。なぜならば、人間以外の動物、つまり進化の過程でいえばサルまでは、代謝の構造は当然のこと、運動の構造までも本能が統括しているのに対して、人間の代謝構造および運動構造は、本能は生物である以上当然に働いていますが、それとともにサルまでの脳の機能とは相対的に独立してしまった機能である、認識によっても、直接および媒介的に大きく統括されているからです。

だからこそ、これまで著わしてきた『看護の生理学（1）（2）（3）』（前出）の中でも、あえて「認識生理学」という言葉を用いたのでした。つまり、人間の生理構造は、動物のように本能だけでは到底説明できない、人間特有のものがあるのであり、その人間に特有の認識論を抜きにした人間の生理の説明は、ウソになってしまうからでした。

（『新・頭脳の科学（上巻）』前出）

以上の『新・頭脳の科学（上巻）』の箇所を読ませた上で、私達は、後輩に概略次のように言いました。

「人間の脳には機能が二つある。すなわち、脳による全身の統括と認識の形成である。君が今、考えたり、喜んだり、悲しんだり、それを話したりすること、このようなアタマの働き、ココロの働きを『認識』と言うんだ。

このうち頭脳活動である『認識』は、『認識』から見れば、進化の過程においてサルまでは見られず、人間になって初めて誕生できたものであり、逆に人間から見れば、『認識』が誕生したからこそ、サルは人間に進化することができたと言える。このことからも分かるように、人間を考える時に『認識』を考えないということは本来あり得ないことだ。

しかしながら、瀬江先生、菅野先生が述べられているように、現代の生理学の教科書には、人間が人間であることの証《アカシ》としての、脳の機能である『認識』についてはまったく説かれていない。だからお前は、人間の生理学を習っているはずなのに、『認識』をまったく無視した授業の内容からでは『生きて、生活している人間』の像が描けなかったんだ。

実際、授業を受けた後には、お前は自分のアタマの中に、神経細胞やそこから伸びた樹状突起、細胞間隙に放出された化学物質などの教科書的な像を描いてしまい、授業を受ける前に、授業後に描くであろうと想像していたはずの『生きて、生活している人間』の像とは似ても似つかない単なる物質の像に驚き、この像のギャップをどのように考えたらよいのか分からなくなってしまったんだ。」

私達の話を聞いた後輩は、「なるほど……。分かったような気がします。人間の生理学なのに、人間の人間たるゆえんである認識についてまったく習わないなんて……。大学の授業と共に、瀬江先生の『看護のための生理学』シリーズもきちんと勉強しないと、大変なことになりそうですね……」と言っていました。

私も、今まで以上にまじめに『看護のための生理学』シリーズと、『医学教育 概論』に学び、後輩達からの質問に的確に答えられるように、また、実力のある医師となって、これからの医療界を引っ張っていけるように、日々邁進していこうと、決意を新たにした次第です。

第五章　弁証法の現象的構造を事実で学ぶ

（1）

ついに、大学の卒業試験が目前に迫ってきました。最終的には、2月に行われる医師国家試験に合格することが大目標なのですが、その国家試験を受験するためには、まず大学の卒業試験に合格しなければなりません。ですから今は、私の大学だけではなく、全国の大学の6年生は、みな、必死になって勉強していると思います。

このような緊迫した毎日を過ごす中で、残念ながらこの時期、パニック状態に陥ってしまう友人達がいます。なぜそうなってしまうのかというと、彼らはたいてい、最初から多くの問題集に手を出し過ぎた結果、その学習の大部分が消化不良の状態となってしまい、気がついた時には、消化不良の問題ばかりが山積みになってしまったということになっているからです。

さらに悪いことに、彼ら友人達は仮に教科書から理解しようとしても、これまでほとんど教科書なるものを読んだことがなく、というより、ほとんど教科書などを手にしたこともなく、かつ、そして今さら教科書を一から勉強し直す時間的余裕はとてもないために、仕方なく、また問題集に戻ってその解説を読んで何とか理解しようとはするのです。

しかしそれでは結果的に断片的な知識の整理に留まってしまい、結局分からずじまいになっているだけに、この時期に来て、何をどのように勉強したらよいのかを、冷静に考えられずに、精神的にもどんどん追いつめられていき、遂には勉強が手につかなくなる、つまり勉強をしないで悩んでばかりの日々を送ってしまうという、パターンが多く見受けられます。

一方、私はと言うと、卒業試験や国家試験に対して不安がないわけではありませんが、それでも、これまで『医学教育 概論』（前出）に導かれて勉強してきた中身への信頼から来る、何とかなるだろう、何とかなるはずだという、心の安定性をしっかり感じています。

そこで今回は、私が1年生から6年生まで、何をどのように学んできたかということを事実的・論理的に振り返り、この『医学教育 概論』にしっかり学んできた一人の医学生としての、「学びの総括」をすることにします。

（2）

まず、私の医学部6年間の学びを一言でいうと、「医学部の授業で習う知識の習得（学習）」と「医師になるために必要なアタマづくり」との直接的同一性レベルの二重構造であったということとです。どういうことかを少し詳しく述べていきます。

初めに、「医学部の授業で習う知識の習得（学習）」についてです。私にとって、「医学部の授業で習う知識」を習得することは、現象的には、「積み重ね」でありました。つまり、1年生で習ったことを土台にして、その上に2年生で習ったことをしっかりと積み重ね、その積み重ねたアタマでもう一度1年生の中身を復習するので、1年生と2年生の知識が相互浸透し、次第に一つの像に収斂されていきます。

そして3年生では、1年生と2年生で習ったことをこれまた同じく積み重ねて相互浸透させた、もう既に1年生の像、2年生の像とにはほとんど分けることのできないほどの、両者からつくりあげた一体レベルとなった像の上に3年生で習ったことをまたまた積み重ねていくのです。

これを具体的に見ていくと、次のようになります。

まず1年生では、『ナースが視る人体』（薄井坦子著、講談社）を教科書として、生きている人体の構造とその機能を、大まかに全体的に学びました。次に、2年生では、解剖実習、生理学実習を行うことで、1年生の時に学んだ、全体的な生きている人体の構造とその機能の像を、よりリアルな、五感覚像へとつくりあげていきました。そして3年生になる直前、つまり「人間の病気」を習い始める前に、私は、東京大学医学部卒の優秀な先生方の共著になる『暮らしの医学』（山田和夫編、大門出版）という見事な書物を丸ごと一冊読み通してみました。

この時の私は、まだまだ病気に関する知識が素人レベルでしたので、『暮らしの医学』を読むことによって、素直に、生きている人間の「病気」の一般的な像と、「診断」の一般的な像、つまり患者が呈している症状の一般的な像と、どのようにして診断するのかの一般的な像、さらに「治療」にはどのようなものがあるか、の一般的な像をつくることができました。

このように、1、2年生で、生きている人間の一般的な像というものをしっかりとアタマの中につくりあげた上で、3、4年生の授業に入っていきました。3、4年生の時も、現象的にはこれまでと同じように、1、2年生の時に自分のアタマの中につくりあげていた像に、新しく習った知識（像）を積み重ねていったのですが、その構造は、1、2年生でつくりあげた像を一般的な生きている人間の全体像として把握し、3、4年生で習った知識は、その全体の中の部分として、一つ一つをその全体像の中に、正確に位置づけていくというものでした。

それは具体的には次のようでした。

3年生、4年生と学年が進み、私達は大学のカリキュラムに沿って、人間の病気を臓器別に教わりました。どの臓器ユニットでも、まずはその臓器の解剖と生理から習い始めました。しかしながら驚いたことに、人体の一部分としての臓器を習うのではなく、胃なら胃を一つ、肝臓なら肝臓を一つ、肺なら左右の肺を一組、というように、その臓器だけを人体から切り離した状態で習っていったのです。

私は、せっかくきちんとした体系性を持って生きている人体を習うのに、このように臓器を一つ一つバラバラに取り出して習うだけでは、人体としての体系性が分からなくなってしまう、という危機感を持ち、『ナースが診る人体』(前出)と、『看護の生理学(1)〜(3)』(薄井坦子・瀬江千史著、現代社)を必ず授業前と授業後に読んで、1、2年生でつくりあげた、生きている人間の像をより明確に把持した上で、常に、その一般的な生きている人間の体系的な像から考え、「今日は一般的な生きている人間全体のうち、どの部分を習ったのか、その部分は、生きている人間にとって、どういう役割をしているのか」を考えていきました。

また、私は3年生になってから、臓器別の内科の教科書を購入していきました。この教科書の学び方として、私は、教科書の文字を覚えていくのではなく、まずはじっくりと物語を読むようなつもりで教科書をながめ、かつ、授業中に先生が話したことを思い出しながら、読み進めていきました。

(3)

3年生になると1、2年生の時に比べて、急に授業で教わる内容が難しく、量も多くなってきて、当初はとても戸惑ってしまいました。しかし私は、『医学教育 概論』に導かれて確立した自らの勉強方針をつくり、実行していたので、どんな試験でもまったく困ることはありませんでした。私が確立した勉強方法は、必ずその日のうちに、まず、授業の復習をすることです。

復習過程を少し述べるなら、まず『ナースが視る人体』(前出)と『看護の生理学』(前出)の中の、その日に習った部分の全体を眺め、読み進めます。例えば循環器で、「不整脈」を習った時も、まず『ナースが視る人体』（前出）で、生きている人間全体の中で、心臓というものはどういうふうに位置づけられるのかを、1、2年生でつくりあげた、生きている人間の全体像を思い浮かべて、重ねていくのです。

次に、『看護の生理学（3）』（前出）を読み、生きている人間にとって循環とは何か、を考えながら読んでいきます。するとそこには、必ず「そもそも人間が生きているとはどういうことか」から始まるので、この時、また1、2年生でつくりあげた、生きている人間の全体像を思い浮かべ、さらにその像を深めていくことになるのです。

そしてその後、循環に的を絞り、どうして生命体が発展するにつれて循環器が必要となってきたのか、の謎解きを、「生命の歴史」から明らかにされる過程を学び、そこから導き出された循環の定義、すなわち「そもそも人間にとって循環とは、『人間の身体を構成しているひとつひとつの細胞が生きることを、直接的に、実体的に支える過程』」であることを学びました。

これはとても難しく思える定義でしたが、自分で具体的に考えてみることで、ようやく、「人間が生きている」ということと、大学の授業で習った「循環器の働きは、血液を全身にめぐらせることである」という現象とが結びついて、筋《スジ》としてつながってきたのでした。

そしてこのように、生きている人間の循環器を、歴史的、論理的に押さえて、それを生きている人間の循環器の一般的な像として把握しながら、その日に大学で習った箇所に該当する、内科の教科書の文章を読むのです。すると教科書には現象しか書かれていないにもかかわらず、私のアタマの中につくりあげた、生きている人間の循環器の一般的な像からそれらを読むことによって、教科書に書かれているすべての現象がつながって見えてくるのでした。

そして最後に、大学の授業で配布されたプリント（多くは授業で使ったスライドのハンドアウト）の中身を、ざっとながめます。すると、同じプリントでも、授業中に見ていた時とはまったく違って、1枚1枚のスライドがバラバラではなく、大きな一つの流れ（生きている人間の循環器の像）の中の一部を取り出してプリントにのせている、と読めてきて、プリントにもつながりが見えてくるのです。これで、その日の復習は終了します。

私はこの復習方法を友人達にもたびたび勧めはしたのですが、友人達は「そんなのは手間がかかる、とても面倒だ、どうにも回りくどい」などと言って、なかなか実行したがりませんでした。

確かに、初めに、生きている人間の全体像の中にきちんと体系的に位置づけた臓器の一般的な像を、自分のアタマの中に形成するまでには、かなり時間がかかります。なぜなら、「像」の量質転化を起こさなければならないからです。つまり、授業の学びによって日々つくられる具体の像を、歴史的・論理的な一般的な像へと質的に転化させるには、具体の像と、『ナースが視る人体』と『看護の生理学』からつくりあげた人間が生きていることの一般的な像をアタマに描き、その両者を何度も行き来するという「量」的な重ねが必要です。

このような相互浸透によって像が量質転化を起こすところまで考えていかなければ、自分のアタマの中に、生きている人間の全体像にきちんと体系的に位置づけた、その臓器の一般的な像を形成することはまずできないといってよいのです。しかしながら、一度その一般的な像の形成の仕方を習得してしまえば、次からは、もうその像を一からつくる必要はなく、アタマの中に形成した像から、その日に習った部分を考え、その像に戻していけばよいのです。

ここにこそ、私は量質転化の醍醐味があると、毎回感じるようになっていきました。やがてこの作業は慣れてくれば30分程度で、その日1日分の授業の復習を終えることができるようになっていきました。

（4）

そしていよいよ試験直前になると、まず私は、『暮らしの医学』（前出）の中の、その試験に該当する箇所を一気に読み込みました。医学部の教科書のページ数は1冊で何百ページもあり、とても一気に読み通せませんが、『暮らしの医学』は、試験範囲に限ればせいぜい数十ページなので、一気に読むことが可能です。

実は大したことのない私の能力では、この「一気に読む」ことがとても大切でした。なぜならこのことによって、私みたいな者でもその試験範囲の全体像がしっかり描けるからです。もちろん『暮らしの医学』は、病気に関して教科書ほどの細かい知識は載っていませんが、教科書が網羅しているほぼすべての病気が収められているのです。大学の授業で日々教わる、無限に感じるほど存在している細かい知識が、この『暮らしの医学』を一気に読み通すことで、試験範囲のすべての病気を軽く手の平にのせられる、つまり一つに収斂されていくのを感じることができ、私は次第次第に気持ちがとても楽になっていったのでした。

しかしながら、『暮らしの医学』だけでは当然に、医学生に要求される病気の診断や治療に関する知識は満たしていないので、そこを補うためには、確かに教科書が必要なのでした。ですが、教科書は先も述べたように、何百ページもある膨大な量です。もし試験勉強を『暮らしの医学』を読まずに、初めから教科書のみで行っていたとしたら、当然ながら私は途中で嫌気がさして、結局、授業で配布されたプリントと、先輩からもらった過去の試験問題集だけで勉強し、知識を丸暗記することに必死になってしまっていたのでは、と思います。

ですから、私はまず『暮らしの医学』で試験範囲を大雑把に一掴みにしておいて、そこから細かい必要な知識を教科書で覚えていくようにしました。

以上のことから、試験前には、1、2年生の時に描いた、生きている人間の全体像をベースとして把持した上で、『暮らしの医学』と教科書の両方を用いて、『暮らしの医学』で大雑把に全体像を摑んだ後、教科書で細かい知識を学んで深めていく、という過程で、両者を一つの像に集約していきました。そして最後に、授業のプリントと、先輩からもらった過去の問題集をチェックし、先生が「必ず試験に出すぞ」と言われたところや、過去の問題集の中で毎年出題されているようなところをチェックしてきました。

私は以上の私なりの勉強方法を、これまた当然ながら3、4年生で、すべての科目において行っていきました。その結果、私のアタマの中では、1、2年生で学んだ、生きている人間の全体像がさらに深まっていった、生きている人間の「生きている」という状態、つまり各臓器が働くということが、「人間が生きている」ということにつながってくる重層レベルの像へと変化していくことになったのです。

また、4年生の終わりに行われた、CBT（Computer-based Testing）の時には、『吉利　和編、内科診断学　改訂9版』（黒川　清、江藤澄哉、中原一彦改訂編集、金芳堂）を勉強し、「これまで習ってきた病気には、こういうもの、ああいうものがあり、そしてその時、患者は一般的にこのような症状を示す」というアタマの働かせ方、つまり、「病気から患者の状態を考える」というアタマの働かせ方とは逆で、現実の医師の実践としてのアタマの働かせ方に一歩近づけた、「患者の呈している症状から病気を考える」ことを学びました。

このようにして、病気を一通り習い終えた4年生の段階で、私は『ナースが視る人体』と『看護の生理学』と解剖・生理学実習から得た、生きている人間の全体像と、さらにその生きている人間の各臓器の働き、つまり人間の内部構造にまで分け入って描いた、より深い像に加えて、逆に患者が呈している症状に即して、これまでの知識を引き出してくるという像のつくり方をも学んでいったのです。

（5）

そして、いよいよ5年生となり病棟実習を行うことになりました。病棟実習では、毎回その科の教科書を持っていき、なるべく多くのことを見て、私のアタマの中の像を、具体的で豊かな像にしようと思いました。この実習では、「百聞は一見に如かず」の諺を身にしみて分からされたように思いました。

例えば、腹水や黄疸、浮腫などは、教科書を読んでいた時は、全然、具体的な像を描けませんでしたが、実習を終えた今では、その症状を呈していた患者の全体像を思い描くことができます。それだけでなく、私が実習でようやく理解できたものの中に、「検査」がありました。

一般的に教科書には、ある病気についての記述がある時、病気の定義と疫学、そして患者の症状、検査結果、治療が記載されています。私は実習を行うまでは、検査結果に関して、患者の病気の状態から、その検査結果を解釈し、また、この検査結果はこの病気に特有である、というような理解をしていました。ところが実際現場では、その検査自体を医師が選択してオーダーしなければなりません。目の前の患者に、何の検査を、どの順番で、どのタイミングで行うのか、ということについては、教科書を読むだけでは、よく分かりませんでした。

そこで私は実習中に、指導医の先生と一緒に患者を診察し、先生のアタマの働かせ方に観念的に二重化する努力をし、「先生は患者の何事を診てとって、何事を考え、そしてそこから何事かを疑ったから、この検査をオーダーしたのか」、をまじめに考え続けることになりました。

加えて自分で考えても分からなかった時には、直接先生に質問したりしました。これを繰り返すことによって、教科書に羅列してある検査項目や検査結果の優先順位というものが（何となくですが）ようやく分かってくることになったのでした。

また、特殊な検査などは、教科書を読んでもチンプンカンプンでしたが、これなどは実際に見れば、本当に一目瞭然でした。例えば循環器に出てくる、スワンガンツカテーテルについて、教科書『講義録　循環器学』（小室一成編、メジカルビュー社）には、次のようにあります。

皮膚に近い末梢静脈（両側上腕静脈、両側大腿静脈あるいは両側内頸静脈）を穿刺して右心系へカテーテルを挿入する。Swan-Ganz カテーテルは先端にバルーンが付いており、空気を入れて膨らませると血流に乗せて（flow-directed）カテーテルを進めることができる。このほかに先端と先端より約25㎝に開口するポートならびに先端付近に温度センサーが付いている。カテーテル内を生理食塩水で満たし圧トランスデューサーに接続すると各ポートでの圧力を測定することができる……（略）。

実習をするまでは、この箇所を何度読んでもよく分からなかったのですが、実習で先生方が実際にスワンガンツカテーテル検査をしている様子を見学したところ、まったくこの教科書に書いてある通りであり、逆から言うと、この記載の仕方以外には書きようがない、とさえ思えました。

このようにして実習では、教科書に載っている患者の病気（病態）だけでなく、それを調べるための検査や治療についても、とても具体的に知ることができ、1～4年生までにつくりあげてきた私のアタマの中の像がますます豊かになっていくのを感じとれたのでした。

（6）

そして病棟実習が終わった時、全科目が対象の総合試験が行われました。

この時、私はやはり、実際の問題集に頼るのではなく、教科書をまじめに勉強しました。これまでを振り返ってみれば、3、4年生の授業で一度、臓器別の試験前に一度、CBTの前に一度、そして病棟実習で一度、合計して少なくとも4回は、教科書を繰り返し勉強していました。そして病棟実習が終わった後の試験の前も、もう一度、教科書の読み返しをする中で、今では、どこに何がどのように記載されているのか、およそ分かるようになりました。

そして6年生の前半は、6度目の教科書の読み直しを行い、夏以降、一気に国家試験勉強に突入していくことになりました。国家試験の過去問題集を解いていて、疑問に思ったことは、必ず教科書に戻り、そのつど確認しています。私はどの教科書のどの部分に何が記載されているのかを大雑把に把握しているので、教科書で調べ直すのに時間はかかりません。また国家試験の過去問題集を解くことで、知識が増えるというより、そこの理解が深まっていくように感じています。

以上、「医学部の授業で習う知識の習得」について、私なりの方法を振り返ってみました。すると、現象的には、1年生、2年生、3年生……と知識を積み重ねてきましたが、その構造は、1、2年生でつくりあげた、生きている人間の全体像の構造へと深く入っていることが分かりました。

次章では、私の医学部6年間の学びである、「医学部で習う知識の習得」と「医師になるために必要なアタマづくり」の二重構造のうち、後半の「医師になるために必要なアタマづくり」についてと、「医学部で習う知識の習得」と「医師になるために必要なアタマづくり」とが直接的同一性レベルの必然性を持つことについてしっかり述べていきます。

第六章　理論的研鑽とは事実からその共通性レベルの観念（認識）をつくりあげ、事実とその共通性たる認識とを直接的同一性レベルで学ぶことである

（1）

大学の卒業試験に無事に合格し、今は2月に行われる国家試験に向けて、朝から晩まで勉強づくめの毎日を送っています。前章では、医学部の6年間で『医学教育 概論』（前出）に導かれて、何をどのように学んできたかを事実的・論理的に振り返った、「学びの総括」をしました。端的に述べれば、私の医学部6年間の学びは、「医学部の授業で習う知識の習得（学習）」と「医師になるために必要なアタマづくり」との直接的同一性レベルの二重構造でした。

そして前章は、前半の「医学部の授業で習う知識の習得（学習）」について事実的・論理的に振り返ったことで、現象的には1年生、2年生、3年生……と知識を積み重ねてきましたが、その構造は、すべての学びが1、2年生でつくりあげた、生きている人間の全体像の構造へと深く

入っていることが分かりました。

そこで今回は、私の医学部6年間の学びである、「医学部の授業で習う知識の習得（学習）」と「医師になるために必要なアタマづくり」の二重構造のうち、後半の「医師になるために必要なアタマづくり」についてと、「医学部の授業で習う知識の習得（学習）」と「医師になるために必要なアタマづくり」とが、直接的同一性レベルの必然性を持つことについて述べていきます。

（2）

先程も述べたように、私はこの6年間、『医学教育 概論』に導かれて、「医師になるために必要なアタマづくり」をしてきました。そもそも「医師になるために必要なアタマづくり」とは、具体的には、実際の医師が行うように、目の前の患者に対して、適切な診断と治療を行うために必要な、アタマの働かせ方（頭脳活動）のことです。そしてその論理構造は、一貫して「病気をあるもの（＝固定したもの）として捉えるのではなく、そこに至る過程を、しっかりとした過程性として見てとること」、つまりすべてを弁証法的に生成発展として考えてみること、すなわち弁証法的な過程性で見てとりかつ考えること、であったと理解しています。

また、これまで『医学教育 概論』の先生方が、私達医学生に、実際の医師のアタマの働かせ方を身につけられるように導いてくださった、その導かれ方自体が過程的であったように、私には感じられました。具体的に振り返ってみると次のようになります。

すなわち、先生方がまず私達医学生に示された、実際の医師が行う適切な診断と治療ができるようになるために必要なことは、「そもそも医師とは何か（何ものか）」をアタマの中に描くことでした。医学部入学後の早期に「医師とは何か」をアタマの中に実感を持って描き、これから6年間で学ぶすべての内容を、その医師像へと収斂させていくという、学びの大枠を教わりました。

そして、この「医師とは何か」を、私達医学生がイキイキとした像として描けるように、『医学教育 概論（1）（2）』の第1部で、〔症例1〕、〔症例2〕として肺炎の患者や頭痛の患者で提示されました。これらの症例を通して、私は「医師とはこういうものなのか」、と思い描くと共に、医師は、現場でどのようにアタマを働かせているのかの具体的なあり方を、初めて知りました。さらに、私は市中の診療所を見学させてもらったり、祖父の入院先の病院でも医師を観察したり、また、5年生での病棟実習でも先輩医師に学ぶことによって、繰り返し自分のアタマの中に、医師像をつくりあげていきました。

（3）

また、医師としてのアタマの働かせ方を考える時に、私達は「そもそも病気とは何か」という一般論をしっかりと分からなければならない、と教わりました。ここで、病気というものは、人間の正常な生理構造が、外界との相互浸透によって歪んでいき、その歪んだ状態の過程性になっていることである、と教わり、決して病気が初めから病気として存在するのではない、ということでした。この時私は、病気というものは病気として「ある」ものではなく、病気という状態になっていく、つまり正常な生理構造が外界との相互浸透によって歪んでいくのだ、と捉える、「過程的に考える」ことの大切さを教わりました。そして、この病気になっていく過程を、実際の診療の現場で見てとるのに重要なことは、目の前にいる患者から、「医術に必要な事実を、必要に応じて取り出してくるアタマの働き」でした。

これには次のような理由がありました。それは、患者はいつも教科書通りの典型的な症状を示してくるわけではないので、医師が、自ら必要な事実を必要に応じて、患者から取り出してこなければ、患者の病気の診断を適切にすることができないからです。

ここで、そもそも事実とは、簡単に言えば「実際にあること、あったこと」で、それには、目に見える姿形で現象している事実、直接目には見えないけれども、内部構造として存在している事実、さらには、目の前の事実に至った過程に存在していた、過去の事実など、無限とも言ってよいほど、事実なるものは存在しています。そのように無限とも思える目の前の患者の呈している現象の中から、医師は患者の病気の診断と治療に必要な事実を、的確に取り出してこなければなりません。

この「医術に必要な事実を必要に応じて取り出してくるアタマの働き」を、医学生は「アタマの働き」として訓練し、教育されなければなりません。なぜなら、対象の持つ無限とも言える事実の中から、必要な事実を取り出してくるのは、その場での人間の認識の働きだからです。

そもそも認識とは、人間が五感覚器官を使って外界を反映させて脳に描く像のことです。この像は、その人が生まれてから今まで生きてきた過程で、つくりつくられてきた五感覚器官を使ってその時の感覚で感覚し、それを、つくりつくられてきた脳に、その時の状態の脳に反映させてしまうだけでなく、人間は、その人がこれまでにつくりあげてきた、その人の「問いかけ」レベルで外界を反映させてしまうので、どうしても像はその人なりに個性的に歪みかねないものになってしまいます。

もし医師が、そんな個性的レベルで患者の事実を反映させてしまうと、病気の診断に、本来は必要な事実なのに見落としたり、逆に本来は必要のない事実を重視したりしてしまいます。このように医師が、個性的になりすぎて患者の事実を自分勝手なものとして反映させないためにはどうすべきか、また医師として病気の診断と治療に必要な事実を、患者からきちんと反映させることができるアタマになるためには、医学生は、「アタマの働かせ方」として、「病気とは何か」という一般論から、患者の何に着目していったらよいのかを考えて、事実を取り出していく訓練をする必要性を教わりました。

この頃、私は自分の周囲の身近な病気を扱って、自分なりに「病気とは何か」の一般論から、必要と思われる事実を取り出せるような訓練を行っていました。すると、私は次第に、目の前にある、あるいは過去にあった、または現象はしていないけれど内部構造として存在している、様々な「事実」という現実の世界と、「病気とは何か」という観念の世界につくりあげた「実体」とを、明確に区別して意識するようになっていきました。

そうすることで、大学の授業中にも、論理的には同じ筋道、つまり一般論から事実を見るというアタマの働かせ方をしていることに、気づかされました。例えば、1、2年生の時につくりあげた「生きている人間の全体像」というのは、目の前にある事実ではなく、多くの事実から私のアタマの中に、観念の世界のものとしてつくりあげた観念的な実体であり、一般的な像です。

その一般的な像から、授業中に習う肝臓や胃等の事実を学んで位置づけていくことは、（この場合の事実は、自分で取り出すのではなく、見るべき事実として初めから与えられたものであるという、違いはありますが）、まさしく、「病気とは何か」の一般論から患者の事実を見ていくことと、同じ論理、同じ筋道であるように思われました。

（4）

続いて、『医学教育　概論』の第2部では、医学部での専門課程の全体像であると直接に、医師が患者を目の前にした時にアタマに描かなければならない像である〔図5〕が示されました。この〔図5〕を理解するためには、私には二重の理解がどうしても必要でした。

一つは、この〔図5〕が表象レベルである、ということの理解、すなわち一般性レベルの認識を具体的な形式を残して示した図であるという論理のレベルの理解と、もう一つは、〔図5〕は過程性・歴史性を持つ弁証法的な図である、ということの理解です。

〔図5〕を簡単に振り返ると、正常な生理構造〔Ⓐ〕が、外界との相互浸透によって歪んだ生理構造である〔Ⓑ〕となる病気へのプロセスと、それを正常な生理構造〔Ⓐ〕へと可能な限り近づけた〔Ⓐ′〕へと回復するプロセスが示されていました。私は、大学の病棟実習で受け持った患者の事実から、その患者の〔図5〕を自分のアタマの中に思い描いてみる訓練をし、患者の事実を見ることの訓練、すなわち、事実と論理ののぼりおりの訓練を繰り返し行いました。

このように、〔図5〕を自らの事実で学ぶことで、病気を診る時には、そもそも生命体から発展してきた人間である患者の正常な生理構造は、どうであったのか、またそれがどのような外界との相互浸透によって歪んだのか、その歪みを治すにはどのようにすればよいのか、というように、目の前の患者から、論理的な「過程」を見てとらなければいけないことを学びとりました。

さらに私達は、人間の内部構造を論理的に示された〔図6〕を習い、このことによって、「そもそも病気とは」の一般論から、歪んでいる生理構造の事実、歪みに至る過程的事実を、論理的に捉え返さなければならないことを教わりました。この〔図6〕に、さらに人間に至るまでの生命体の歴史性を論理的に重ねて示された〔図7〕も習い、人間の生理構造を「生命体としての一般性」、「高等生物としての特殊性」、「人間としての特殊性」の三重構造として論理的に捉える重要性を教わりました。

このようにして、私達医学生は、将来医師になって患者を診察する時には、単に目の前に現象している事実を見るだけでなく、現在に至る過去の過程的事実を過程的に捉え、その時々で外界との相互浸透を起こしている患者の体を、論理的に三重構造で捉えていき、今、どのような状態なのか、この先どうなっていくのか、を考えるアタマの働きを教わりました。そして、私達はアタマの中に、歴史的、発展的、過程的に考える弁証法的なアタマの働かせ方と、事実と論理をしっかり区別した上で、論理と事実のつながりを意識して筋道を立てて考えること、という論理的なアタマの働かせ方を学びました。

（5）

以上、ここまで私は医学部6年間の学びについて、「医学部の授業で習う知識の習得（学習）」と「医師になるために必要なアタマづくり」のそれぞれについて、述べてきました。

次に、この両者が、弁証法で説かれる直接的同一性レベルであると感じたことについて述べるべきである、と思います。

それは、「医師になるために必要なアタマづくり」というのは、アタマづくり、すなわち頭脳活動のことなので、観念の世界の話であり、この観念をつくりあげる大本の事実というのは、

「医学部の授業で習う知識（まだ医学生である私の事実は、ナマの事実というよりは、すでに取り出されて知識化されている事実が主でしたが）」で、私が日々格闘していた、学習実践であることに気づいたことでした。ここでいうこの事実（医学部の授業で習う知識）と観念（医師になるために必要なアタマづくり）の関係は、どちらか一方だけでは成り立ちませんでした。

つまり、事実（日々の学習実践の格闘）がなければ、いくら観念だけでアタマづくりをしても、医師になった時、そのアタマを実践で役に立てることはできません。

逆に、アタマづくり（論理と事実を区別して筋道立てて、つなげて考えること）をしなければ、「医学部の授業で習う知識」は膨大な量になってしまい、すべての知識を羅列的に、詰め込むことしかできないアタマになって、将来患者を診た時に、ただ記憶しているどの病気にあてはまるだろう、というアタマの働かせ方になってしまい、患者の事実を論理的に捉えるアタマの働きはできないと思います。また、医師としての対象が、「人間」であることで、「医学体系」と言われる、その「体系」というものを、次第に分かっていくことができたように思いました。

なぜなら、人間そのものがまさしく体系性を持っているので、その人間の構造に入るということは、その体系性を事実的により深く学んでいくことにほかならず、そうすることによって、論理の体系性ということも、少しずつイメージできるようになっていったように思うのです。

まだまだ、学問的な習得も、医師としての知識も手技も初心者ですが、今春からは、医学生時代に「医学部の授業で習う知識の習得（学習）」と「医師になるために必要なアタマづくり」との直接的同一性レベルの二重構造を学んだ研修医として、毎日体当たりで、今度こそナマの事実と格闘し、〔図5〕、〔図6〕、〔図7〕を繰り返し学ぶことで、〔図3〕、〔図4〕の医学体系を理解できるように、努力していこうと決心した次第です。

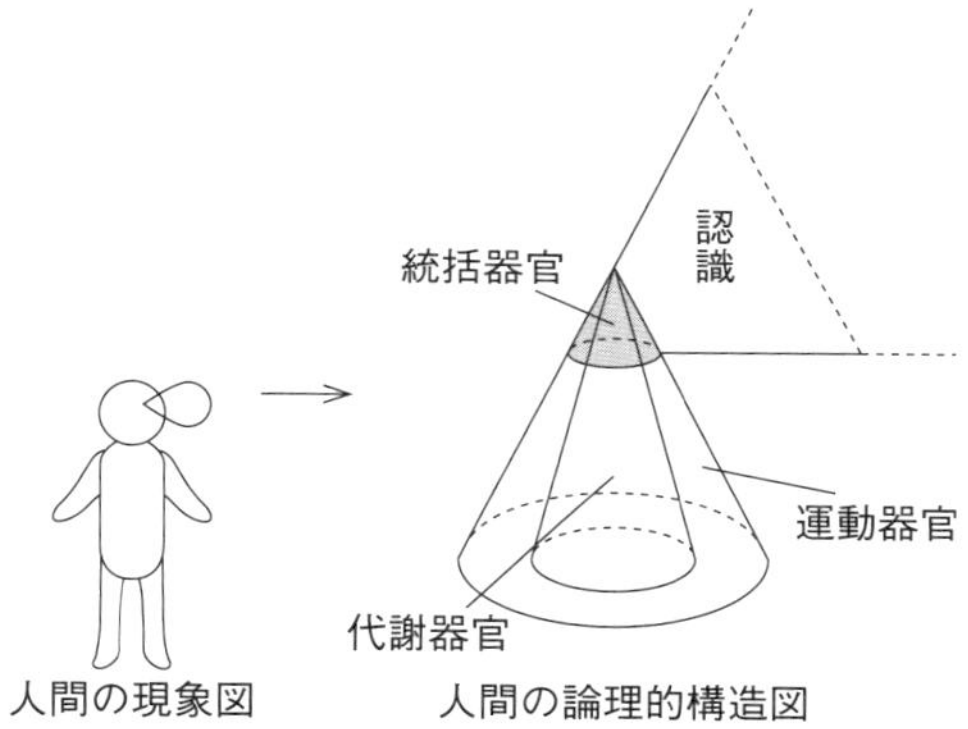
認識
統括器官
運動器官
代謝器官
人間の現象図
人間の論理的構造図

〔図 6〕

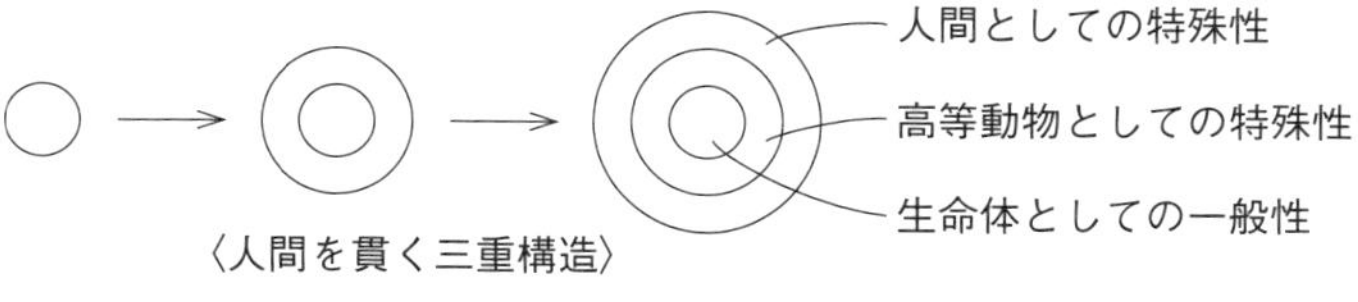
人間としての特殊性
高等動物としての特殊性
生命体としての一般性
〈人間を貫く三重構造〉

〔図 7〕

第二部　科学的医療体系の理論的実践編

第一章　科学的医療体系を学んだアタマでの対象の捉え方
――体系的でないアタマと比較して

(1)

2月中旬、3日間にわたって行われた医師国家試験を受験してから、約1ヵ月半後の3月下旬に合格発表があり、私は無事に合格することができました。そして4月1日より、ある市中病院で研修医として働き始めた私は今、「これでようやく患者と関わり、イキイキとした自分の事実を持つことができる！」という喜びで胸が一杯となっている現在です。

なぜなら、これまで私が大学で学んできたことは、イキイキとした事実というよりは、すでに取り出されて知識化されている事実が主でしたので、目の前の患者に現象している事実から、医師として病気の診断と治療をするのに必要と思われる事実を、自らのアタマで取り出してくるという訓練がほとんどなされてこなかった、と思えるからです。

例えば、私は5、6年生の病棟実習の際、白血病の患者に関わったことがありました。確かに、白血病の患者と直接話をしたり、患者の身体診察をしたりして、それなりに患者の事実をイキイキと反映させることはできました。医学生として、「白血病の患者はこのような様子です」ということを学ぶだけであれば、この程度でよいと思うのですが、しかしこれだけでは、医師として一番大切な事実を反映させていないのではと思えたのです。

どういうことかと言うと、医師は、病気の診断と治療をするのが仕事で、そのために必要な事実を、目の前の患者から、自らのアタマと五感覚器官を駆使して取り出してこなければなりません。ところが、5、6年生の病棟実習で担当した患者は、私の目の前に来た時には、既に白血病であるとの診断をされた後なのです。

実習中に、できることなら、「2日ほど前から、歯磨きの際に、歯肉からの出血が止まりにくくなった」という主訴の患者を診た医師が、目の前の患者から、どのような事実を、どのように取り出し、そこから何を考えていくのか、という医師のアタマの働かせ方を学びたかったな……、と思いました。

現在も「自分の患者のイキイキとした事実を持つことができる！」という喜びがある一方で、「しかし、今のアタマのままの実力で医師になっては大変だ！」という大きな不安もあります。それは端的には、私の外界の反映の仕方、させ方についてです。

大学の卒業試験や、国家試験が目前に迫ってきた時期の私は、ほぼ一日中朝から晩まで、問題集や参考書の文字ばかりを、外界の反映としてアタマに描く毎日を過ごしていました。そのため、私のアタマの中は、現実の事実をイキイキと反映させることよりも、活字の印刷物からの知識を反映させることが日常的になってしまっていて、事実というものを現在の生の事実に即してアタマに反映させることが難しくなっていたと思います。

つまり生の事実をそのままイキイキと反映させることよりも、逆につくりあげた自分の認識（医学的知識）から生の事実を見て、自分勝手に知識に反映させてしまうことが、癖になってしまっていたはずです。その結果だろうと思うことは、「思い込み」で行動することや、思い込み的「勘違い」などが数多くなってしまった現実が、あり過ぎるからです。

このように自分の認識（医学的知識）から思い込み的に病気の事実を見てしまうこと、つまり事実を歪めて自分のアタマに反映させてしまうアタマの働かせ方は、医師にとって二重に致命的だと思います。一つは、自分の思い込み、勘違いで誤診し、患者を死なせてしまうかもしれないことで、もう一つは、そういう事態になってしまうと、自分の医師生命も終わってしまいかねないという恐い意味です。

このようなことにならないように、事実を事実に即して自分のアタマに反映させることを、改めて一瞬一瞬意識し続ける努力をすることによって、きちんと本物の外界を反映させなければならないと思っています。

（2）

さて、長年の私の夢であった「医師」に、とうとうなることができた私は、研修病院で早速病棟に配属されることになりました。その病棟には、私ともう一人、同期の研修医S君も配属されました。このS君とは、配属先が同じであることが分かってから、お互い話をするようになったので、知り合ってまだ日が浅いのですが、S君と話をすればするほど、私とはまったくというほど異なる学生生活を送ってきていて、私とはまったく違った勉強方法で、国家試験に合格していることが分かってきました。

そこで今回は、実際に出題された第１０４回医師国家試験の問題を1題取りあげ、それをS君と私が、それぞれどのように考えて答えを導き出していたのかのプロセスを、学生時代の勉強方法と共に比較して見ていこうと思います。

ではまず、第１０４回の国家試験の問題を1題、引用します。

G—55

72歳の男性。呼吸困難のため搬入された。1か月前から労作時の息切れを感じていた。1週間前から就寝中に咳がでて息苦しくなり、目覚めることがあった。前日から座っていても息苦しさを生じるようになった。高血圧と心筋梗塞との既往がある。喫煙歴はない。診察時には苦悶様であり、咳と喘鳴とを認める。意識は清明。体温36・0℃。脈拍108／分、整。血圧170／104mmHg。心尖部に2／6度の収縮期逆流性雑音を聴取し、両肺でcoarse cracklesを広範囲に聴取する。

診断に有用な診察所見はどれか。3つ選べ。

A

a　奇脈
b　頸静脈怒張
c　胸部の鼓音
d　Ⅲ音
e　浮腫

この問題を見れば分かるように、最近の国家試験では、「○○病についての特徴的な身体所見」そのものを答えさせるのではなく、「○○病の患者さんは、身体の中で、今、どのようなことが起きているのか」を考えさせる問題が増えてきています。

つまり、「○○病」についての特徴的な身体所見を、単に言葉だけで丸暗記をしていただけの受験生は、正確な答えを導き出すことができず、そうではなくて、「○○病」の病態生理を理解していく人は、難なく正解に辿り着ける、という問題が増えてきているということです。

（3）

さて、先程挙げた国家試験問題を、私の同僚である研修医S君と私は、それぞれどのようにアタマを働かせて解いたのか、比較して述べていきます。

まずは、S君の解き方です。S君は、某国立大学出身で、学生時代は授業にはほとんど出ず、部活に明け暮れていたそうです。大学の定期試験の時には、いつも直前に先輩からもらった過去問を解いて、後は授業で配布されたプリントをひたすら丸暗記するという勉強スタイルで、一度たりとも再試を受けることなく進級し、卒業したそうです。

またS君は、国家試験の勉強も、6年生の年末ぐらいからようやく国家試験の問題集を解き始め、まちがえたことは、すべてその場で正しい答えを丸暗記していったと言い、驚いたことに、S君は教科書を1冊も持っておらず、『year note』（岡庭　豊、荒瀬康司、三角和雄編、メディックメディア）という、キーワード、キーセンテンスが箇条書きされている参考書のみで勉強してきた、と言います。

このような勉強方法でアタマをつくってきたS君は、先程挙げた国家試験問題を、どのように捉え、どのように解いていったのでしょうか。S君に話してもらった内容をまとめると、次のようなことでした。

「この問題文を読んだ時、僕はすぐに肺水腫の問題であることが分かった。なぜなら、問題文中の『呼吸困難』、『就寝中に咳がでて息苦しくなり、目が覚めることがあった』、『診察時には苦悶様であり、咳と喘鳴を認める』、『両肺でcoarse cracklesを広範囲に聴取する』というキーワードがそろえば、肺水腫以外の病気は考えにくい。

げんに、『year note』（前出）には、『肺水腫』の項に、『〔症状〕呼吸困難（睡眠後数時間）、起座呼吸、喘鳴、ピンク色泡沫状痰、〔検査〕（聴診）胸部に大～小水泡性（coarse crackles）……』と出ている。だから僕は、この問題が肺水腫についてのものであることはすぐに分かったのだが、この問題に対する解答はすぐには分からなかった。なぜなら、『year note』には肺水腫の時の胸部X線の特徴や、治療は載っているが、この問題の答えは、キーワードとして載っていなかったから、お手上げだった。

そこで僕は、5択の選択肢を一つ一つ、吟味していくことにした。問題文に『3つ選べ』とあるから、誤りである二つの選択肢を消せば、自動的に解答できるので、まずは『c 胸部の鼓音』を消した。問題文にcoarse crackles（＝水泡音）とあるから、胸部で鼓音のわけがないと、すぐに分かった。

次に、『a 奇脈』を見た時、僕はまた『year note』の『奇脈』の項を思い出し、奇脈は『心タンポナーデ、収縮性心膜炎、気管閉塞、重症喘息時etc.』で起こると書かれてあったし、ここに肺水腫が含まれていなかったから、ａは不正解である、と判断した。しかしながら、もしかしたら、『etc.』の中に肺水腫が含まれているのかもしれない……という一抹の不安はぬぐえなかった。でも、後で解答を見たら正解だったから、ほんとに良かったよ。」

S君のこの発言より、彼は問題文を読んで、その文中の言葉を文字として反映させ、彼のアタマの中に丸暗記した像として形成した『year note』という参考書の文字と比較して、合致したために、「肺水腫」と診断し、同様に選択肢の文字も、丸暗記したアタマの文字と照らし合わせて、合致するかどうかを見ていることが分かります。

S君のこの問題を解く時のアタマの働かせ方で、一番欠けていることは、彼のアタマの中に、生きて生活している人間の一般的な像が欠落している、というレベル以前の問題で、問題文中の患者の像がまったくないことだと思いました。彼のアタマの中に形成された像は、「呼吸困難」や「喘鳴」などの文字そのものでしかないのは、彼が6年かけて、医学部で習った知識を片っ端から丸暗記し続けてきたことで、そのことがとうとう量質転化し、このようにしかアタマを働かせられなくなってしまったのではないか……、医師になってもこのアタマのまま患者を診ることになるのだろうかと思うと、私は末恐ろしくなりました。

（4）

一方、医学部1年生の時から『医学教育 概論』（前出）に学んできた私は、この問題文を読んだ時、まず初めに自分のアタマの中に描いた像は、生きて、生活している人間の一般的な像から、具体レベルにおろしてきた、生きて、生活している72歳の男性が、診察室で苦しそうにしている姿を、医師である私が診ようとしている、という像でした。

そして次に、問題文をじっくり読みながら、「出題した先生は、私達受験生に、何を考え、何を分からせるために、この問題を作成したのだろうか」と出題者のアタマに二重化する努力をしました。このアタマの働かせ方も、患者を目の前にした医師のアタマの働かせ方に、できるだけ二重化して、患者の何をどのように見て考えていくのか、を意識することを、医学生時代から常に行っていた私にとっては、あたりまえのこととなっていました。

そして、問題文に「呼吸困難のため搬入された」とあることから、私は「自力で外来診察に来たというより、むしろ救急車を要請したように思えるな」と感じ、この男性にはおそらく重症感が見られるだろう、と想像しました。

続いて、「1か月前から労作時の息切れを感じていた。1週間前から就寝中に咳がでて息苦しくなり、目覚めることがあった。前日から座っていても息苦しさを生じるようになった」と順を追って経過が示されており、これらのことから、この呼吸困難は、1ヵ月前から生じ始め、1週間前に悪化し、前日にはさらに悪化していることから、突発的な呼吸困難ではなく、徐々に徐々に量質転化していった呼吸困難であることが分かりました。

ですから、この1ヵ月間でのこの男性の体の内部構造、つまり正常な生理構造を保とう、恒常性を維持しようとする働きも、徐々に徐々に歪んでいき、とうとう歪みが量質転化してしまって、今日に至ったものと想像することができます。

また、「高血圧と心筋梗塞との既往がある」との記載から、私は、「この72歳の男性は、もしかしたら生活習慣病、いわゆるメタボリックシンドロームなのではないか」と、少し肥満気味の72歳の男性を想像してみました。さらに「心筋梗塞」の既往があることから、「心筋の一部がすでに壊死してしまっているこの男性の心機能は、同年代の男性と比較したら低下しているかもしれない。心臓のポンプ機能が万全でないため、この男性が本来なら一回の拍出で全身に回らせるべき血液量を、十分に送り出せていない可能性がある。

それでも毎日、毎時間、毎分、毎秒、血液がつくられ続け、不正な出血がない限り、血液の全体量が減ることはないのだから、心臓の手前の肺で、血液がたまってしまうな……」ということをあわせて考えました。

さらに、「診察時には苦悶様であり、咳と喘鳴を認める」との記載より、「ああ、この男性は相当息苦しいのだな。これまでの経過より、心臓のポンプ機能が低下しているために、肺に血液がたまってうまくガス交換ができていないのだろう。『咳と喘鳴』の記載だけを見れば、感染による上気道炎も考えられなくはないが、次の『体温36・0℃』であることより否定的で、やはり肺うっ血のためだろう」との考えを重ねました。

また、「脈拍108／分」は、正常が約60／分であることから考えると、早くなっていることが分かります。これも、心臓が一回の収縮で十分な量の血液を送り出すことができないにもかかわらず、全身が必要としている血液を供給するために、拍出回数を増やすことで補っているのだ、との思いを追加しました。

最後の記載である「心尖部に2／6度の収縮期逆流性雑音を聴取し、両肺でcoarse cracklesを広範囲に聴取する」ことより、この患者の心臓には血液がたまってしまっていて、心臓が収縮した時に、僧帽弁の閉鎖不全も伴って一部の血液が流れ出てきた方向へあふれ出るように逆流する形で押し出されている様子が思い描けます。また、両肺で聴取されるcoarse cracklesは、ブツブツという水泡音のことで、やはり肺に液体が貯留していることが想像できます。

以上のことから、問題文に出てくるこの男性は、生活習慣病になってしまうような日常生活を送っていた72歳で、社会人生活はおそらく引退しているであろう老年の方だと想像できます。

また、この方の体の内部構造に分け入ってみると、どのくらい前か不明ですが、過去に心筋梗塞を患い、その病んでしまった心臓でも生活できるレベルであったこの男性の体の状態でしたが、老化という、衰えていくのが正常な生理構造と、生活の歪みとが重なっていき、本来は全身を循環し続けていなければならない血液が、徐々に徐々に全身にうっ滞していくようになって、とうとう本人の自覚症状としての「息苦しい」ということが現われてきたのだと思います。

しかし、慢性的に全身の血液の流れが悪くなっている時に、肺にだけ血液がたまるということはなく、当然に全身にたまっているはずです。そのことを考えながら問題文の選択肢を見てみると、「b　頸静脈怒張」は当然見られるでしょうし、「e　浮腫」も、うっ滞している血液の血漿成分が、血管から血管外へジワリジワリと漏れ出している様子が目に浮かんでくることから、当然生じていると考えられます。

特にこの方は、「座っていても息苦しさを生じる」と記載されているほどの呼吸困難があるので、歩くこともままならず、ましてや運動などできるはずがありません。したがって、動かさない足には特に血液のうっ滞がひどく、全身の中でも足の浮腫は著明であるように思えます。

また、「d　Ⅲ音」は、胸壁に聴診器をあてた時に聞こえる心音で、心室拡張期の容量負荷が増大した時に聴取されます。この問題文の患者は、前負荷が増大している状況なので、Ⅲ音は聴取されるはずです。

このように、私の場合はこの問題を解く時に、この患者の体の中で何が生じているか、を考えていくだけで、この問題の答えを導き出すことができました。

(5)

以上見てきたように、私と私の同僚の研修医S君とでは、同じ国家試験の問題を解く時に、アタマの働かせ方が大きく違うことが分かりました。一番の大きな違いは、「アタマの中に、生きて生活している人間の一般像から具体に降ろして考えた、この患者の像があるかどうか」です。

これから先、医師として患者の診察をすることになる医学生は、その準備段階である学生時代にも、アタマの中にたとえ仮想ではあっても、患者そのものの像を思い描く努力をしていかなければならないと思います。

なぜなら、医師が患者の病気の診断をする時に必要なことは、患者そのものの現象形態及び内部構造を、事実として見てとることにほかならず、それは本来、医師になったら直ちに行えるようになっておかなければならないことだと思うからです。

そういう意味では、私は自分の医学生時代の学びを振り返った時、一応それなりに患者の像を、現象面とその内部構造にわたって描く訓練をしてきたな、と思うことができました。しかしながら、このレベルでは医学生としては許せても、医師としてはまだまだ不合格だと思います。

なぜなら、これまでは患者の病態生理を考える時、目の前の現時点での病態生理を考えていただけだからです。つまり、では正常な生理構造はどうなっているのか、そしてそれが歪んでいくプロセスはどのようなものであったのか、の過程を含めた病態生理にまで思考を進めるプロセスが、すっぽり抜け落ちていると思うからです。これでは、この人がなぜこのような状態になったのかを診断することは、とうていできないと思います。

研修医となった私は、実際に患者を受け持つことになりました。患者を目の前にした時には必ず、「そもそも正常な生理構造はどうなのか、それがどのような外界との相互浸透で歪んでいったのか、そして、それがどのように量質転化して『歪み』となってしまったのか」ということを常に念頭において、具体のレベルに降り、患者の事実を一つまた一つと取りあげて考えることで、どのような患者を目の前にしても、的確な診断ができる実力のある医師になりたい、さらには「病気とは何か」の一般論の再措定をしていく過程を通して、学問的な実力をもつけていきたいと決意した次第です。

第二章　初期研修医の医療現場の日常

――突然倒れた患者の初期対応

(1)

研修医として働き始め、早2年が経とうとしています。私の勤めている病院は、2次救急を行う市中病院であり、実に様々な患者が受診します。例えば、「不安で眠れない」という理由で救急要請してしまい、救急搬入される人もいれば、認知症のある人で「歩けなくなったのよ」と救急要請した高齢の女性が、実は大腿骨頸部骨折であった症例もありました。

他には、「同居の家族が発見した時には風呂場で心肺停止状態だった」という救急搬入もあり、蘇生されながらの搬入、救急車到着直後に挿管するという事態もあります。

さらには「病院嫌いでこれまで医療機関を受診したことがまったくない、1ヵ月前からの体動困難」を主訴に救急搬入され、Hbが3・5と極端な貧血を認め、すぐに輸血をした人もいました。

また外来では、「血圧を下げる薬の長期の処方希望」という人もいれば、コントロール不良の糖尿病患者が、足の指先を壊疽させてしまった状態で、「治りが悪くって……」と受診した人もあります。

また、突然尿閉になってしまった高齢の人に導尿したり、鼠径ヘルニアの嵌頓《カントン》で受診された人に、発症から間もないことを確認した後、徒手的整復をしたこともありました。季節の変わり目には喘息発作で立て続けに何人も受診しますし、その中には「他院で喘息と診断されたのに、なかなか改善しない」と受診した人がいて、その人は実は重度の心不全で、外来で挿管を余儀なくされたこともありました。

このように、実に様々な患者を日々、病棟業務とは別に、当直中の外来で目の当たりにしてきました。他の大学病院や大病院に勤務している同期の研修医達と話をしていると、大病院になればなるほど、「病棟の患者」を診ることはあっても、何の病気か分からない（病気かどうかも分からない）人を、第一線で診る機会はほとんどない、という現実をも知りました。また大病院勤務の同期達は、「とても一人で外来で対応する自信はない」と青ざめた表情で話していました。

私は、半ば野戦病院のような今の病院で行った2年間の研修は、本当に激務で疲労困憊してしまいましたが、他の大病院での研修をしてきた同期の研修医とは比較にならないくらい、「医師としての本当の実力がついた」と言えるな、と改めて実感できたことでした。

(2)

今回経験した症例は、「命を救えた！」と実感できた症例です。

ある寒い日の夜、いつものように外来で一人で当直をしていると、看護師が大声で「先生、早く来て！　受付で人が倒れた！」と叫んでいました。私は外来で診察中でしたが、幸いその人は急ぐ病態の人ではなかったので、事情を話し、診察を中断する旨を伝えました。患者も看護師のただならぬ殺気のような緊迫感を察してくれたようで、「分かりました」と了承してくれました。

そして私は急いで受付に行きました。すると大きな男性が、床に仰向けに倒れており、直後に大量に嘔吐しました。すぐに首を横に向け、呼吸、脈拍を確認しましたが、どちらもありませんでした。直ちに、アンビューバッグとストレッチャーの準備、さらに上級医への連絡を指示し、私はすぐに胸骨圧迫を開始しました。そして状況を知っている人から話を聞こうと思い、「この方のご家族はいらっしゃいますか」、「どなたかこの方が倒れているところを見ていた方はいませんか」と声をあげました。

すると待合にいた別の患者から、「この人は多分一人で来てましたよ。問診票を書こうとした途端、『うっうっ……』とうなり声をあげて、そのまま床に倒れました」との情報を得ました。

事務の人に免許証などから身元を確かめてもらうと、この人は当院では初診であることが分かりました。つまり、それは本日の受診目的（主訴）が不明で、既往歴や内服歴すらまったく分からない人であることを意味していました。

私は患者にまたがる形で胸骨圧迫を続けて、看護師にアンビューと救急室への搬送を頼み、すぐに心電図モニターを装着しました。そこへ上級医が駆けつけてくれ、一緒に診察をしていきました。心電図モニター上、ＶＦ波形であり、すぐに除細動（ＤＣ）をかけました。しかしその後波形が戻らなかったので、再度除細動をかけたところ、洞調律に戻りました。

その直後、患者が意識を取り戻し開眼したので、私は「分かりますか？」と間髪を入れずに問うと、「見えない、目が見えない」と言いました。患者は確かに開眼しているのですが、眼球が突出している印象があり、眼球運動が水平だけでなく垂直にも動いていました。私の手を、患者の目の前にかざしても閉眼しないことから、本当に見えていないのだと思いました。患者はしっかりと自発呼吸が出てきて、マスク３ＬでSpO_2：96％をとれていたので、輸液ラインと採血をしながら、私は身体診察を始めました。

この人は１００kgを超えているのではないか、と思うくらい体格の大きい人で、私と看護師でよく床からストレッチャーに乗せられたな、と驚いてしまうくらいの肥満体でした。こちらからの指示入りがやや困難な意識レベルでしたが、上肢のドロップテスト陰性、下肢の膝たて可能な状態であり、明らかな四肢の麻痺はないように思いました。心電図、血液検査では、胸骨圧迫と除細動での蘇生後であり、ＣＫの上昇は認めていましたがトロポニンＩは陰性であり、明らかな心筋梗塞があるのかどうかは分かりませんでした。

この人の発症は突然であり、眼球の状態や「見えない」という発言からも、私は脳出血ではないかと思い、バイタルサインが落ち着いてきたので上級医に相談し、頭部ＣＴを撮ることにしました。念のために私はアンビューバッグを手元において、ストレッチャーを押してＣＴ室に移動したのですが、ＣＴ台の上に移動させようとした途端、再度顔色がみるみる不良になっていき、自発呼吸が少なくなり、心拍が消失してしまいました。

今度は私と看護師と放射線技師の３人でＣＰＲを開始し、すぐに救急室に戻りました。上級医と診察したところ、再び心電図モニター上ＶＦ波形となっていたので、再度除細動をかけました。心拍は速やかに洞調律となったのですが、呼吸が戻らず、挿管しました。

この時点で、家族が到着しました。事務の人が家族に連絡をするまで家族は、本人が病院を受診していることすら知らなかったそうです。家族から話を聞くと、確かに「何となく具合が悪い」とは言っていたようですが、それ以外には普段と違っていることはなかったそうです。また、通院歴はなく、既往歴もないとのことでした。

ですから、「太ってはいるけれど健康な人」という家族の思いがある中で、突然挿管されるような事態になってしまったことに、妻と子ども達は受け入れられない様子でしたが、妻の兄という人が一緒に来院しており、その人が医師であったため、状況をすぐに理解されました。

そして私達は、当院ではこの病態の方の管理が困難であることを告げ、３次救急の病院に搬送する旨を伝えました。幸い近隣の大学病院がすぐに転院を受け入れて、挿管されたまま搬送されました。

（3）

後日、搬送先の病院から途中経過の情報提供書が届きました。結果的に頭部CTでは明らかな出血像は認めなかったそうです。転送先に到着してからの心電図で、前胸部誘導でのST上昇があり、心筋梗塞を示唆する値が上昇してきていたとのことで、緊急心臓カテーテル検査を行ったところ、前下行枝のコレステリン結晶による塞栓であったことが分かったそうです。

現在は嘔吐の際の誤嚥性肺炎の治療をしているとのことで、「独歩での退院が可能と思われます」とありました。

私は、2回も心肺停止になった人が独歩で退院できるとは、信じられないという思いで一杯でした。上級医にこの情報提供書を見せたところ、「初期治療が適切だったってことだね。救命したな、って実感するでしょ」と言われました。その時私は、あの時の待合室での緊張と大きな不安に押しつぶされそうになりながらの、医師としてその場を指揮する使命感に燃えた、あの当直の日を改めて思い返して、再度同じような人が来ても、次はより冷静に対処できるかもしれないな、と少し自信がつきました。

さらに1ヵ月後、とても嬉しいことに、私は、あの患者本人からお礼の手紙をいただきました。本人は、私に会った時にはすでに意識不明の状態だったので、手紙の始まりは、「はじめまして」でした。内容は、「命を救っていただき、ありがとうございました。無事に職場復帰を果たしました」とのことでした。

私は上級医に、この手紙を見せました。上級医は「よかったね、本当に医師をやっていてよかったと思う瞬間だね。この手紙は一生の宝物だね」と、笑顔で言ってくれました。

そう言って歩いていく上級医の後姿を見ながら、私は、「あの先生は今までどのくらい今回のような経験をしてきたのだろうか……。私も上級医になった時には、研修医と共にあのような場面を迎えることが絶対に来るんだろうな。知識だけでなく、精神力もつけておかなければいけないな」と、しみじみ思うことになりました。

第三章　医療現場で弁証法を使うということ
――像の弁証法的発展を実感する

(1)

多くの病院で、研修医の仕事は、主に病棟業務です。大学病院のように科ごとに細かく分かれている病院もあれば、内科は内科病棟として一つだけ、という病院もあります。私の勤務している病院は、丁度その中間くらいで、内科は四つほどに分かれていて、その四つを順にローテートしていく研修を行っています。

研修が始まった頃は、外来当直もしていなかった(できなかった)ので、入院している患者のみを担当していました。そこでは、ある程度の病態が判明していることが多く、初期診断も初期加療も始まっている例がほとんどでした。

例えば、胆嚢炎の診断で入院している人を担当した時、まずは患者に会って、身体診察をし、症状が出た前後の状態を聞いたり、その他既往歴などを聞き出します。そして、毎日腹部所見を主として身体所見をとり、血液データを見ながら診察して、日に日にどのような経過を辿って改善していくのかを見ていきます。

これだけを見ると、本来の医師の仕事である「診断と治療」のうち、「治療」の継続しかしていないようですが、初心の医師にとっては、病気で入院が必要と判断された人が、治療によって症状が改善し退院していくという、「治療の過程」が学べるとても良い機会だと思っています。

また私は、胆嚢炎の患者以外にも、市中肺炎の人や膵炎の人、あるいは糖尿病性ケトアシドーシスの人や感染性心内膜炎の人、脳梗塞の人など、複雑な病態が絡みあっているような患者ではなく、病態がシンプルで、症状が典型的な患者を数多く担当することができました。

そのような症例を何十例と積み重ねていったおかげで、もともと元気で社会生活を送っている人が、何らかのきっかけで徐々にあるいは急速に病んでいって、入院を必要とするほどの現在の状態になっている、という一般的な像をどうにかつくりあげることができていきました。

この時点で、「個別の像」を何十例も積み重ねていくことで、当初は表象的な像が形成され、それが次第に「一般的な像」へと質的に変化させることができていったのだと分かり、これが弁証法でいうところの「量質転化なのだな」と実感していきました。

今回紹介する症例は、私が研修初期段階で個別の像をいくつもいくつもと積み重ねることによってつくりあげてきた「病んでいる人の一般的な像」が、実際の診療現場で非常に役に立ったと実感していき、具体の像から表象の像への変化過程、進歩過程の実態が勉強できていき、そして遂には表象から発展できた「一般的な像」というものをつくれるようになった時、「ここを使えるとはこういうことなのか」、という感動を覚えた一例です。

（2）

それは暑い夏が終わりに近づいた頃の、ある日の当直での出来事でした。

23時頃、50歳代の男性が「下腹部痛」を主訴に受診しました。事務の人が私のところに持ってきた問診票には、落ち着いた文字で主訴の欄に「22時頃からの下っ腹の痛み」と書かれてありました。私は「壮年期の男性で『下腹痛』とは珍しいな、何だろう……」と思いながらカルテを開くと、当院は初診であることが分かりました。問診票に記載されたバイタルは、血圧が144／95 mmHgで脈拍は70 bpm、体温は36・3℃で、この時点で私が気になったのは、この時間帯の割に拡張期血圧が高めであるな、という点でした。

私は普段から、患者を診察室に呼び入れる前に、ある程度患者の像をアタマの中につくりあげてから呼び入れることにしているのですが、この時はどのような50歳代の男性をイメージしてよいか分からず、困ってしまっていました。

でも、とにかく本人を診察するしかないと思い、呼び入れると、思っていたより細身で長身の男性でした（この時私は、「どのような男性を想像したらよいか分からない」と思いつつも、実はアタマの中には、細身でなく、長身ではない男性、もっと言うと小太りの男性を思い描いていたことに気づかされました)。

その男性は、比較的きちんとした身なりをしていて、おそらく一人暮らしではなく、身の回りの世話をしてくれる家族がいるような、おだやかで落ち着いた印象を受ける人でした。少なくとも「普段脈拍が66回なのに、今晩に限って70回を超えたんだよ。これでは心配で夜も眠れない」というような、夜間に大慌てで受診されるような神経質な人ではないという印象でした。

私が「どうされましたか」と問うと、患者は「下っ腹が痛むんです」とさすりながら言いました。「どのあたりですか」と聞くと「この辺です」と臍下3横指のあたりをさすりました。この時、私はアタマの中（頭脳活動）で、この男性の体の中を（観念的に）透かして見てみました。一番外側から皮膚、脂肪、筋肉、腹膜があり、さすっている場所から少し離れますが膀胱や尿管、人によっては結腸があるかもしれません。

さらに深い場所には小腸、あとは大動脈から丁度左右の総腸骨動脈に分岐するあたりかな、と思いながら、私は次に「これまで何か病気をされたことはありますか、どちらかにかかりつけの病院はありますか」と聞いたところ、近医に高血圧でかかっていて、会社で受ける年に一度の健診では、特に異常は指摘されていないとのことでした。

さらに私が「内服薬の名前は分かりますか」と聞くと、「薬の名前は覚えていません。薬手帳を忘れてきてしまいました。ただ、先月受診した時に、薬がもう一種類増えました」と言いました。ここで私は、「ここのところ、血圧が高くなっている傾向にあったのだな、まだ寒くもなっていないのにどうしてだろう」と思いながら、その原因検索の一つとして「体重の増加はありましたか」と聞きましたが、「特に変わっていません、毎日計っています」とのことでしたので、血圧のコントロールが良くなくなった理由は分からないままでした。

ともかく下腹部痛の原因を探るべくいろいろ質問をしましたが、下腹部痛の症状以外、下痢や嘔気嘔吐はなく、周囲に同症状の人もいなくて、手術歴もなく、本人も思い当たることがまったくない、とのことでした。

次に私は、この患者を診察するために、診察ベッドに仰臥位になってもらい、再度腹痛部位を確認しました。ベッドに横になる時も片手を下腹部にあてがい、そろそろ歩きで移動したので、「もしかしたら動くと腹に響くのかな」と思いながら様子を見ていました。

まず、皮膚表面には明らかな皮疹や腫瘤性病変は認められませんでした。そして再度、疼痛部位を確認してみると、やはり臍下3、4横指付近で、先程と比べても疼痛部位の移動はありませんでした。

「もしこの下腹部痛の原因が、消化管の病気によるものであれば、外来で最も頻度の高いものは〝いわゆる腸炎〟で、もし腸炎であれば腸の蠕動音は亢進しているだろうし、しかも腸の蠕動運動によって腹部の疼痛部位は徐々に移動していくのだが……」という、これまで私が見てきた腸炎（胃腸炎も含む）の患者達からつくりあげた「一般的な像」を思い浮かべながら、患者の腹痛部の聴診をしました。しかしながら、です。聞こえるだろうと想像していた腸蠕動音がどういうわけか聞こえてこなかったのです。

「あれ？」と思って聴診器を右側腹部にあてたのですが、やはり腸蠕動音は聞こえず、私は聴診器の調子が悪いのか、と思い今一度聴診器を確かめましたが、聴診器自体は壊れていないようでした。わけが分からないまま、続いて左側腹部に聴診器をあてると、今度は腸蠕動音が亢進していました。「これは一体どういうこと？」と思って再度聴診を繰り返してみたのですが、やはり先程と同じ所見で、正中と右側腹部は腸蠕動音が低下しており、左側腹部では亢進していました。

私はこの時に、私のアタマの中で、この患者の体の中の像として、上行結腸の動きが鈍く、下行結腸の動きが亢進しているという像をつくりあげました。そしてこの現象が起こるその原因は、腸そのものの実体的な病みというより、腸の機能的な病みによるものであると思うようになりました。

というのは、目の前の患者は、これまで私が見てきた、腸の実体が病んでいる患者達、例えば感染性腸炎やクローン病、潰瘍性大腸炎などの患者達の全体像や腹部所見とは、何ともかけ離れていたからです。

そして、私は腸管の機能に異常を及ぼす臓器の異常を考えていきました。具体的には血管あるいは神経です。頻度としてどちらが高いか分かりませんが、命に関わるのは血管の病みだと考え、どちらかというと腹部の血管系の異常を鑑別しておきたいと思いました。

そして私は、患者に「下腹部が痛くなった時の状況を教えてください」と聞くと、患者は「いつものようにビールを一杯飲んだ後、風呂に入りました。風呂からあがって、タオルで体をふき始めた時に、突然下腹部が痛み始めたのです。しばらく様子を見ていたのですが一向に良くならないし、明日の朝までこの痛みが続いて仕事に行けなくなるといけないと思って今来ました」と話してくれました。

この話から、私はますます血管系の異常を疑うようになりました。というのは、大動脈解離や脳底動脈解離、心筋梗塞や脳出血などを発症した患者達は、たいてい発症時の時のことをとても明確に覚えていて、「突然の痛み」を感じていることが多いからです。

このことと、この患者の腹部所見を考え合わせた時、おそらく病変は上腸間膜動脈で、そこに解離や塞栓などの異常が起こったために、その血管支配領域である上行結腸は機能低下しており、下行結腸は機能亢進をしていたのではないか、と考えました。さらに、この患者は1ヵ月前に血圧の薬を増量されており、血圧のコントロールが良くなかったことからも、血管系の異常を疑いました。

しかしながら、この時点でも私は、腸管の「実体の病み」から来る痛みを完全に否定できたわけではなく、憩室炎や虫垂炎の疑いがあったため、念のため右下腹部に圧痛や反跳痛などがないか、腸管全体で圧痛はないかを触診し調べていきました。触診をした時点では何の反応もなかったので、腸管の実体の病みを完全には否定できないものの、どちらかというとやはり血管系の異常を疑ったので、触診を強く行って病んでいる血管を刺激してもいけないと思い、それ以上の触診は行いませんでした。

この時点で私は患者に、「現段階では、腹部の血管の病気あるいは虫垂炎や憩室炎などの腸管の病気を考えているが、血圧の薬が増えたエピソードや、下腹痛が突然の発症であること、腹部の聴診・触診所見から、どちらかというと前者を強く疑うので、詳しい検査をしたい」と話し、造影CTを施行することにしました。

造影剤によるアナフィラキシーショックも起こらず無事にCTを撮り終わった後、できあがった造影CT画像を確認すると、腸管には明らかな憩室や虫垂炎の像はなく、他に異常所見はないように思えました。上級医にも連絡し、画像を一緒に確認してもらいました。するとやはり消化管全体に明らかな異常所見は認められませんでした。

次にCT画像で血管系を見ていくと、大動脈自体に明らかな解離や動脈瘤は認めませんでしたが、やはり、上腸間膜動脈がほぼ完全狭窄していて、その先の血管が造影剤による造影効果を認めない画像となっていました。私は、上級医に「やはり上腸間膜動脈血栓症などの血管系の異常を考えます」と伝えると、「確かにそうだね。もし緊急手術が必要になったら、血管外科と一般外科の合同となるだろう。血管外科がない当院では管理できないから、転院搬送をしたほうがいいね」とアドバイスをもらいました。

そして私はこのことを患者とその家族に伝え、転送先を探したところ、幸い快く受け入れてくれる血管外科のある病院があったので、すぐに転送しました。

後日、転送先の病院から、返書が来ました。そこにはやはり上腸間膜動脈に閉塞があり、それによる腹痛であったことが書かれてありました。幸い腸の壊死などが起こる前だったので、加療によってすみやかに改善し、無事退院できたとのことでした。

さらに後日、本人とその妻がわざわざご挨拶に病院に来ました。本人は「まさかあんなに大変な病気だとは思っていませんでした。見逃されなくて良かったですね、と転院先の病院の先生に言われましたよ」と話をしてくれました。私は笑顔で「良かったですね、お大事にしてください」と答えつつも、「ああ、本当に見逃さなくて良かった」とホッと胸をなでおろしている、もう一人の私がそこにいたのでした。

（3）

今回のこの症例は、決して偶然見逃さなかったのではなく、私がこれまでの研修で意図的に具体像から表象像へと研鑽し、そしてそこからすべての具体の像に関わって役に立つようにとつくりあげていった「一般的な像」を、実際の現場で役立てることができたため見逃さなかったのだと思っています。

つまり、これまでの研修で数多くの「個別の像」を積み重ねていき、そこからいくつかの「表象の像」をつくりあげていって、結果それらを大きく質的に変化させた「一般的な像」を、意図的に「つくりあげることができた」こと、そしてさらに、この「一般的な像」を実際の現場の、個別の事例で「使う」ことができたために、患者の異常に気づくことができたのだ、と確信しました。

ここで、この過程の構造に分け入ってみると、そもそも「個別の像」というものは、決して固定した、たった一枚の静止画などではまずありません。正常な（＝健常な）人が生きて生活している中で、外界との相互浸透によって、徐々にあるいは急速に病んでいったものが、自らの回復力あるいは治療によって回復していく全過程のことで、何千枚も何万枚もあるドラマチックな像の過程ならびに積み重ねのことです。

これを何十例も経験し、そのつどアタマの中で、この全過程を意図的に思い描くことを積み重ねることで、典型的な「表象の像」がいくつかできあがり、そこを経て（量質転化できて）ようやく「一般的な像」を、おぼろげながら像として描くことができるようになっていったのだということです。

ですから当然に、「一般的な像」も「表象としての像」も、これまた決して一枚の静止画像ではありません。時々刻々と変化していくという過程を内に含んだ、ダイナミックな「表象の像」

であり、結果としての「一般的な像」なのです。病棟で患者を受け持つ時は、このような「一般的な像」を意図的に思い描くよう、日々アタマを働かせておくべきだと思いました。

このようにして、実際の現場で弁証法を役立てることによって、患者を救うことができたと実感する度に、改めて学生時代から一つまた一つと、急がず、あわてずにゆっくりと弁証法の中身を学んでいて良かったなと思います。

現場で弁証法を使うとは、決して弁証法の3法則を単純にあてはめて考えるのではなく、目の前の事実からその事実の持つ弁証法性を大きな過程として見てとって、アタマの中（頭脳活動）でそれらの事実を弁証法的に展開していくことだと思うのです。私には今回のことがまさにそうなのだ、と思えてならないのです。

ここで逆に、「私のアタマの中の『一般的な像』はどのようにしてできたのだろうか」、とその過程を考えてみると、これまでの研修で「個別の像」を数多く積み重ねていって、表象の像がいくつもいくつもつくられていき、それらを積み重ねることで質的に変化させた結果、究極の「一般的な像」へと質的変化（量質転化）を遂げたのだなと実感でき、これまで以上に大きな弁証法の像（ここでは量質転化の像）が深まった形で創出されてきたと思われます。

しかしながら、これはまだまだ幼い弁証法のレベルですので、これをこの先も幾度となく繰り返していくことで、学問としての弁証法が分かるレベルにまで質的に転化させるべく、日々の実践に取り組んでいきたいと思いました。

第四章　『医学教育　概論』の実践とは自力で辿り返すことである

――再措定するということ、それが実践の中身である

（1）

研修医となり、医療現場での実践をレポートするようになってから、ようやく後輩達に、「実力のつく勉強方法を教えてください」と声をかけられるようになりました。

それまでは、大学の定期試験でもＣＢＴ（Computer-based Testing）でも卒業試験でも、国家試験でさえも、私は目立って良い成績をとることはなく、常に平均点レベルしかとれなかった私が書いていた『医学教育概論の実践』（前出）には、まったく興味を持たなかった後輩達でしたが、研修医となってからの私のレポートを読んで、「自分も北條さんのような研修医になりたいです」と言って、何人かの学生が私を訪ねてくるようになったのです。

私は、一人でも多くの医学生に、『医学教育　概論』（前出）で説かれている内容を自らの実力にすることで、こんなにも医師としての実力の基礎をつけていけるのだ、ということを実感して

ほしいですし、将来的に、彼らが実力のある医師となって日本全国の現場の第一線で共に働き、日本の医療レベルがより向上していくことを心から願っているので、後輩達から「学びたい」との要望があれば、喜んでこれまでの私の学びのすべてを教えることにしています。

しかし、実際に教え始めてみると、様々な困難にぶつかるものです。例えば、医学部で学ぶ内容の全体像を把握するために『暮らしの医学』（前出）を読むようにと言っても、なぜこの時期に、何の目的で学ぶのかを忘れて、細かいところまですべて読み込んで、「昔と今と治療法などで同じところもあれば違うところもある」などという、自分勝手な読み方をしての感想を言う人もいれば、たった一回だけ読んで、「読みました、次はどうしたらいいですか」と言う人もいるのです。

このようにして私は彼らに、医学（本来の医学ではなく、医術でしかありませんが、ここでは大学で習うものをとりあえず医学と呼ぶことにします）を教えていく中で、しだいに相手が描く像と私が思い描いている像とに、何とも大きな隔たりがあることに気づかされることになりました。そこで今回は、医学生に教えている具体的な内容を示すことで、本来医学生が学ぶべきことを、述べていきたいと思います。題して「研修医から現役医学生に与える」です。

(2)

ここに2人の医学生がいます。この2人を仮にA君、B君としておきます。

A君は、某有名私立の中高一貫校を優秀な成績で卒業し、現役で見事に国立大学に合格した、現在医学部4年生です。一方B君は、地方の公立高校を卒業し、1年間の浪人生活ののち、地方の国立大学に後期試験で何とか合格した、同じく医学部4年生です。

私はまず2人に、「君たちの描いている将来の医師像はどういうものなのか」と問いました。するとA君は、「自分の父が大学病院の勤務医で部長職についています。自分が中学生の頃、大学病院に父を訪ねて行った際に、丁度病棟回診をしているところで、父を先頭に多くの医師や看護師が歩いているのを見ました。その時、周囲の人の様子から、父がとても尊敬されているように見受けられ、憧れを持ちました。自分の具体的な医師像は、父のようにスタッフや患者から尊敬のまなざしで見られるような、そんなイメージです」と答えました。

一方B君は、「自分は家族や親戚に医師が一人もいないので、はっきりとした医師像がどうにもうまく描けません。ですから今のところ、何科の医師になりたいという希望も特にありません。しいていえば、自分の持つ医師像はドラマに出てくるような、大病院の勤務医ですね」と答えました。

私はこの2人の答えに愕然としてしまいました。確かにA君は、医師である父、という具体的な医師像を描いてはいますが、その像は、病棟回診をしている中で、周囲に若手の医師や看護師を引き連れてねり歩く、そして患者達にありがたがられて、あたかも周囲から尊敬されているかのように見える、そんな一場面の医師像でしかありませんでした。それに対してB君は、どういうわけか具体的な医師像すら描いていませんでした。

私が一体何を問題にしているのかと言うと、A君もB君も、彼らが医学部1年生ならまだよいのですが、現実には生理学や解剖学などの基礎医学も、臨床医学の大半も習い終えた4年生です。つまり、これの何がまずいのかと言うと、『医学教育 概論（1）』（前出）にあるように、本来描いておかなければならない医師像とは、「実力のある医師」すなわち患者の病気の診断と治療を正確に行うことのできる医師像でなければならないはずで、しかも、具体的に医師が実際に診断と治療を行っている現場を体験して、イキイキとした像を描くことができていなければならないのです。

なぜならば、この医師像に「収斂」させる形で、生理学や解剖学などの基礎医学や臨床医学を学び、体系づけていかなければならないはずなのに、2人はこの過程をまったく持たずに4年生になってしまっているからです。

そこで私は2人に、「医師とは何か」の像を描いてもらうために、自分や先輩の実際の診療場面を具体的に話し、また、これまで連載した私の研修レポートも、医師像の一つだということを説明しました。

そしてこの時、Ａ君に関しては、もう一つ心配したことがありました。それは、医師としての心構えや態度です。おそらくＡ君の父親は、周囲の人から尊敬されている、というよりも周囲の人達に対して威張った態度をしていたのではないかと、私は話を聞いていて推測しました。これに憧れを持つＡ君は、「医師は尊敬されてあたりまえ、周囲は皆、医師に従うもの」と思ってしまうのではないだろうか、と懸念してしまいました。

そこで私は、実際にこのような勘違いをしている研修医の話を、一つ二つ話しました。例えば、私の同僚に次のような対応をした者がいました。

１例目は、「３日前から熱が38℃出ている。寝ていれば治るかと思い様子を見ていたが、一向に良くならないので受診した」という主訴の患者が、夜の当直の時間帯に来た時のことです。その患者に対しての同僚の第一声が、「何でこんな時間に来るの？　昼間は何していたの？　昼間も具合が悪かったんでしょ、だったら夜じゃなくて昼に来るべきでしょ」というものだったのです。

これは、その場に居あわせた看護師が、上級医に上申して発覚したことなのですが、３日間も38℃の熱でつらい思いをして、ようやく病院に来たのに、まず初めにこんなことを、しかも若い医師に偉そうに言われたら、患者はたまったものではありません。確かに、夜間よりも昼間に受診してもらう方が人手も多く、検査などもすぐに行えるため、患者にとってもメリットがあるとは思いますが、でもこのことは外来で初めて顔を見た直後に言うものではないと思います。すなわち一通り診察が終わって、患者の気持ちが落ち着いた頃、最後に付け加える形で話せばよいだけのことです。案の定、後日その患者からの苦情の投書がありました。

2例目は、看護師を自分の手足だと勘違いしている研修医の例です。先日も、自分の担当の患者の動脈採血をする際に、当然のように看護師に物品をすべて準備させただけでなく、その物品の中に手袋がなかったのを見つけた時に、「手袋がないと採血できないんですけど」と言って、看護師に手袋を取りに行かせました。さらに看護師が持ってきた手袋がMサイズであったのを見て、その研修医は大きなため息と共に、「私の手袋はLサイズなんですけど」と言い放ち、再度看護師に取りに行かせたようです。

これも看護師から上級医に上申があり、発覚したことなのですが、「研修医の分際で何様のつもりなのか」と言いたくなるような態度です。同じ研修医として恥ずかしい限りでした。

A君は、このような研修医になってしまう恐れがあると思い、「相手の立場に立って物事を考えるようにしないと、このようになってしまい、チームワークを乱して、結局のところ医師としての仕事をきちんと果たすことができなくなってしまうのだよ」と話しました。

一方で、具体的な医師像を描いていないB君には、医療系のドラマを見たり本を読むことを勧め、また、「診断と治療」の現場を見せてくれる病院や診療所を探して、実際に医師が「診断と治療」を行っている生の現場を見てくるように話しました。

（3）

次に私は2人に、勉強について聞いてみました。するとA君は、どの科目も毎回高得点をとり、余裕で試験に合格しているそうですが、B君はというと、毎回半分くらいは追試を受けなければならず、落第寸前という状態でした。2人とも現在4年生で、年度末にCBTをひかえています。A君は「自分はCBT対策として、北條さんがレポートに書いてあったように、『吉利 和 内科診断学 改訂9版』（前出）を読んでいます」と話し、B君は「CBTの範囲が広すぎて、解剖学も生理学も生化学も細胞生物学も、とにかく基礎知識すら自分は一夜漬けでしか勉強してこなかったので、どこから何から手をつけたらいいのか、まったく分からず困っています」と言っていました。

ここで私は、A君にはある危機感を覚えました。それは、実力のある医師になるためのアタマづくりができていない、つまり知識だけを覚え込むアタマになってしまっているのではないか、ということです。どういうことかと言うと、そもそも私が『内科診断学』（前出）をCBTの勉強に用いたのは、CBTで問われている内容が、これまでの定期試験の内容とは異なって、「診断学」だ、と気づいたからです。そして「診断学」を学ぶ意味は、過去のレポートでも述べましたが、「これまで習ってきた知識を、実践に即して引き出してくる」ための訓練であり、これまで病気から患者を考えていた医学生のアタマの働かせ方から、現実の患者から病気を考えていく、医師のアタマの働かせ方に一歩近づけたものであることを、実感することにあります。

ところがA君は、「CBT対策として『内科診断学』を読んでいます。でも1章、2章は『診断学総論』と『診断の実際』で、CBTには出ないと思ったので、飛ばして3章の『症候論』から読み始めました」と話していたことからも分かるように、A君にとって『内科診断学』を学ぶことは、直接にCBT対策にしかなっていないのです。

本来はそうではなくて、「実力のある医師になるため」のアタマづくりとして、これまで1年生から4年生までに習ってきた知識と、診断学とを、きちんと関連づけて考えることのできるアタマの働きを学ぶことが大切で、その結果、それがCBTの試験対策にもなった、という過程を自らのアタマで辿り返さなければ、いくら同じものを同じ時期に勉強しても、実力のある医師になるための学びをしていることにはならないと思うのです。

「アタマづくり」は意図的に、自分が医師となって実際に目の前の患者を診察している姿を思い浮かべながら行うものです。例えば、スポーツ大会前などにアスリート達がイメージトレーニングを何度も何度も行うように、です。だからこそ医学生はまず、具体的な「医師像」をしっかり持つことが求められるのです。このことをAさんに伝えると、A君は、「日々の試験の忙しさに追われて、知識だけを覚えるアタマになってしまっていたことが分かりました。もう一度初心に戻り、医師像を明瞭にして、アタマづくりをしていこうと思います」と話をしてくれました。

（4）

一方、これまでまったく勉強をしてきていないB君は、はっきり言って大変です。基本的な生理学や解剖学のことを質問しても、ほとんどと言ってよいくらい、何の知識もないので答えられないのです。よく4年生にまで進級できたな、と思ってしまうほどです。

B君はこれまで試験の成績が良くないことから、「自分は立派な医師になれるだろうか」と、とても自分に自信がなく、それでも「何とかしてまともな医師になりたい」という思いが強烈でした。私はB君と話をしていて、「B君は4年生の今からでも、まともなアタマづくりができそうだ」と思いました。なぜなら、私が話す弁証法の話にとても興味を持ったことと、非常に素朴で素直な性格の持ち主であると感じ、一見遠回りに思える「アタマづくり」そのものを受け入れ、実践するのではないかと感じたからです。

そしてまがりなりにも、医学部に入学してから一度も落第せずに進級していることから、覚えるべき知識に関しては、最後の最後に何とかなり、試験には合格できるだろうと確信したからです。私がB君に指導したことは、以下のようなことでした。

「既に4年生も半分終わり、5年生から始まる臨床実習まであと半年しかない。アタマの中にある程度のまともな像をつくっておいて、そのアタマで臨床実習に臨むのと、今のまま知識の断片しかないアタマで臨床実習に臨むのとでは、実習で得るもの、すなわち医学生として描いておくべき『像』の内容がまったく違うものになる。だから残りの半年間で、これまでの4年間で積み重ねてくるべきであった像を、一気に形成しよう。

そしてその像を、来年の実習で具体的にイキイキとした像に発展させ、その豊かにした像を形成する頭脳活動をもって、再来年は国家試験に臨めばよい。国家試験は実際の医師が作成するものなので、その先生方がどんな像を描きながらこの問題をつくったのかを、常に考えながら、これまで自分がつくりあげた『像』から解いていけばよい。そうすることで、国家試験の勉強の過程そのものが、研修医になってからすぐに実践で役立つ頭脳活動となるのだよ。」

そして具体的には、医師が専門とする対象である、「病気」を理解するために、そもそも「人間」とは何か、その人間が生きて生活しているとはどういうことかを、日常生活レベルで具体的にアタマに描くことが必要なので、以下のことを指導しました。

まず、『看護のための「いのちの歴史」の物語』（本田克也・加藤幸信・浅野昌充・神庭純子著、現代社）を読んで、生命体としての人間を描き、次に社会の中の人間を一般的に理解するために、『君たちはどう生きるか』（吉野源三郎著、岩波文庫）、『学生に与う』（河合栄治郎著、現代教養文庫）を読み、現実の世界での人間を知るために、推理小説や歴史小説を乱読してもらいました。

このようなアタマの基礎づくりをしていく一方で、医師としての実技も身につけるために、友人同士で視診や触診、聴診など五感覚器官を使って「正常な人間」の診察の真似事をし、自らの五感覚器官も鍛えていくように言いました。そして、医師として（人間として）大切なコミュニケーション能力を培うために、まずは自分の認識を相手に分かるように言葉で表現すること、そして相手の認識を、相手の立場に立って自らのアタマの中に描いてみること、これらを日常生活で毎日意図的に行うように指導しました。

そしてようやく、大学で習う知識の習得に入っていきました。

まず、『暮らしの医学』（前出）を見て、「おおよそ、このような内容を学ぶのだな」と、全体像を描いた後、『ナースが視る人体』（前出）と『看護の生理学』（前出）を基本書として、消化器・呼吸器・循環器……と順々に、必ず正常な人間が生きて生活している（解剖学、生理学）ところから、それが病むとどうなるのか、を一気に勉強していきました（ここには「病んでいく過程」という、医師になったら必ずその構造に入っていかなければならない、一番大切なプロセスがあるのですが、いきなりは難しいので、今は「病んでいく過程がある」とだけ押さえておくに留めています）。

すると、B君から、「生化学や細胞生物学などは、いつ勉強したらよいのですか」と質問がありました。そこで私は「では逆に聞くけれど、生化学の内容はそもそもどこに位置づけられる？」と問いかけてみました。

B君はしばらく考えて、「あ、分かりました。消化器のところで出てきます。それに内分泌・代謝の分野でも。ああ、そうか。生化学も細胞生物学も、必ず生きて生活している人間のどこかに位置づけられるものなのですね。決して『〇〇学』というものが別箇にばらばらに存在しているのではなく、私達の対象は、生きて生活している人間の病気なのだから、その『人間』そのものから考えていけば、必ずつながりで考えていけるんですね」と答えました。そこで私は、「それが分かったのであれば、本当に偉い！」と誉めておきました。

そして私はB君に、「私自身が、1年生から4年生までの時間をかけてつくり積み重ねてきた像を、B君はたった半年で一気につくりあげようとしているのだから、本当に大変だと思うし、そのようにしてできた像はきっと薄いだろう。でも今、まともに、生きて生活している人間の像をつくっておかなければ、今後つくるチャンスは持てないだろう。実力のある医師になるためのアタマづくりをする最後のチャンスだから、一日一日を大切に、友人との会話も含めて日常生活のすべてを、まともな医師になるために、という目標を掲げて過ごしてほしい」と話をしておきました。

（5）

その後、A君からのレポートには、『医学教育概論の実践』（前出）に書いてある内容を勉強しているとあり、質問が寄せられるのですが、A君からの質問はどうしても、知識に関する質問です。一方B君から受ける質問は、「この時、自分が描いた像はこういうものですが、このような像でよいのでしょうか」という内容で、毎回必ず「像」を意図的に描いて、それを表現し、像から考えようとしています。A君には何度も話すのですが、試験の点数に直結しないように見え、一見すると回り道のようにも思えてしまう、この「像」の形成が、なかなかできないのです。

A君の認識をなかなか変えることのできない自分の実力不足を反省しつつ、A君が少しでもまともな医師になるよう、引き続き指導をしていくことを通して、これまでの自分が辿ってきた過程を顧みることを繰り返し、A君やB君との認識の相互浸透を行って、より医師としての像を豊かにしていき、今後の自分の頭脳活動のさらなる発展につなげたいものと、しみじみ思うことでした。

第五章　社会人としての医師の心構えを学ぶ

――素を出す医師はプロではない

（1）

医学部に入る前からずっと憧れていた研修医となり、医療現場で実際に働き始めて、毎日毎日、かつ毎時間毎時間と言ってよいくらいに、実に様々な感情が次から次へと湧きあがってきていました。

例えば、朝出勤途中で救急車に追い抜かれると、「ああ、今日もまた救急車が行った……。どれくらいの重症度だろう。入院になったら自分の担当になるかな……。また受け持ち患者が増えるな……」と憂鬱な気分になったり、「今日はカンファレンスがある。またいろいろ質問攻めにあうだろうな……」と不安な気分になったりします。

一方で、看護師から「先生、昨日退院した○○さん、『先生にくれぐれもよろしく、いい先生だった、退院後の外来でも先生に診てもらえたらいいのにな』っておっしゃっていたわよ」と言われて、小躍りしたくなるくらい嬉しく感じたり、小児科に入院中の患児から、クレヨンで描かれた私の似顔絵をもらったりした時には、心の底から「仕事が楽しい」と思えたものです。

しかしながら次第次第に、この感情というものは、病院に勤務する国家資格を持ったプロの医師である以上、その場の感情に任せて自らを露骨に出してはいけないということも、よく分かってくるようになりました。私達はあくまで患者の病気の診断と治療をする医師であって、それ以外ではないのです。したがって確かに私達の実年齢は患者よりずっと若いことが多いのですが、実年齢相応の本音丸出しでは医師として失格そのものです。

「素の人間」でいる医師と、「人間味」あふれた医師とは、まったく別物です。ここのところを、他人のこととしてはよく分かるようですが、自分のことだと分かっていない医師が時々いて、そういう医師同士が衝突しているのを時として見かけることがあります。

今回実際に私の同僚が、上級医との人間関係で悩みがあり、私達同期に相談してきました。同期で話しあったところ、どの病院でもどの科でも、同様の悩みで困っている研修医がいる（あたりまえのことですが）ことが分かりました。そこで今回は、実際に職場での人間関係に困った時に感じたストレスと、私達研修医のストレス解消方法について述べてみたいと思います。

（2）

私達の同僚の一人が、ある内科のカンファレンスで、自分の担当患者の発表をしました。このカンファレンスは医師だけでなく、看護師やソーシャルワーカー、リハビリや栄養士などの他職種も参加する合同カンファレンスで、患者の病気のことだけでなく、本人の性格や家族構成、入院するまでの生活、退院後の生活、金銭面などの社会的背景などについても話し合われます。

同僚は、今回のカンファレンスで、基礎疾患に肺ガンがあり、今回、肺炎と肺膿胸を併発して入院している患者について発表しました。

入院前から続く発熱と咳嗽によって、患者本人は明らかに疲労しており、昼夜を問わない咳嗽の持続によってさらに体力が奪われ、やせ細っていました。

入院後、起炎菌を同定するまで使用していた広域の抗生剤の効果も乏しく、数日して培養結果から起炎菌が同定されたものの、ほとんどの抗生剤に耐性があるもので、今後の治療に難渋していました。傍から見ていても、自分の担当患者ではないけれど、何とかして治してあげたい、と思わされるような苦しみ方でした。同僚も、この患者のことを毎日気にかけていて、感染症について基礎から真面目に勉強し直していました。

ただ、彼にはもう一つ悩みがありました。それは直接の上級医F先生との関係です。そのF先生は気分屋として研修医の間で有名でした。機嫌の良い時は日付が変わるまで残って、何やらずっと仕事をしているのですが、機嫌が悪い時は、医局に引きこもり、病棟に出てきません。

そうなると非常に話しかけづらい状況となってしまい、同僚が、この患者のことで困って相談しようとしても、相手にしてもらえません。「自分で考えろ」とか「そんなことも分からないでよく国家試験に通ったな」などの答えが返ってきたら、まだ良い方です。途方に暮れた同僚が、私に相談してきたので、私と同僚とで、私の上級医に状況を話し、相談し、指示を仰いだこともありました。

このように、同僚は患者の治療方針だけでなく、F先生に対しても本当に苦悩していたので、合同カンファレンスでは、病棟医長からの助言を期待していました。

さて、いざカンファレンスが始まると、突然F先生が怒り口調で、「何なんだ、このカンファレンスシートは。こんなレベルならサルでも書けるんだよ！」と怒鳴り、一瞬にして周囲の空気が凍りつきました。同僚は「すみません」と謝罪した後、おどおどしながら発表を続けました。そして、この間の治療について、丁度、私の上級医に指示を仰いで行ったこと（インスリンのスライディングスケールをワンランク下げたこと）が、自分の知らないところで行われていたため、「誰の許可を得てやったんだ！」とまた叫び、そこは私の上級医がカバーしてくれましたが、その後も罵倒が続きました。

同僚はさすがに人前で泣くことはありませんでしたが、大勢のスタッフの前で怒鳴られ、明らかに落ち込んでいました。しかしながら医長や看護師長は、止めることもなく、F先生は、その後も思う存分怒鳴るだけ怒鳴って、どんどん一人でエスカレートし、他のことにもどんどん発言し、結局カンファレンスが終わるとすぐに退席してしまいました。

その時は、場の雰囲気にのまれてしまって、ただただ驚くばかりでしたが、悔しい気持ちがふつふつと湧き出てきて、同僚と「今日は飲みに行こう！」と計画を立てました。丁度その時、医長が私達のところにやってきて、「ちょっといいか」と声をかけてきました。私達は顔を見合わせ、私達の愚痴を聞かれてしまったのではないかと、冷や冷やしながら医長を見ました。すると医長が「今日、夜飲みに行くか？」と言いました。少し考えていると「F先生は来ないよ、俺達だけだ」と言ったので、誘いを受けることにしました。

医長を待たせてはいけないと思い、私達は全力で残りの仕事を終わらせ、その後病院から少し離れた居酒屋へ行きました。そこで医長は私達に、日頃のねぎらいの言葉をかけてくれ、さらに昔話をしてくれました。F先生が研修医だった頃のこと、またその後F先生が入局してから現在に至るまでの苦労話をゆっくりゆっくり話してくれました。実は、私達の入職と入れ違いに退職したF先生の元上司の先生がいたそうで、それはそれは無神経な先生だったようです。例えば回診中に、患者の前で、「君の治療じゃ、この人治らないよ、かわいそうに」というようなことを、平気で言ってしまうような先生だったそうです。

F先生は、研修医が終わって入局してから十年近く、ずっとその元上司のもとで働いてきたそうで、その元上司は、医長が注意しても少しも態度が改善せず、医長はたまらなくなり、何度も話し合いをしたのですが、結局退職してしまったとのことでした。しかしその後、医長も驚いたことに、F先生は、自分がされてきたことと同じことを私達、研修医にしているのです。この日のカンファレンスのF先生は、まさに元上司そのものだったそうです。

この時私達は、「同じ嫌な思いをしてきているのだったら、なぜ……」と心の中で思いました。その思いを見てとったのか、医長は「俺も、何で同じことをするんだろう、って思うよ。でも、あいつの立てる治療方針は決して間違ってはいない。患者に不利になるようなことは絶対にしない。それだけは確かだ。だから、あいつを許してやってくれないか。あいつもずいぶんつらい思いをしてきたんだ……」と言いました。また「何かあったら俺に言え。あいつ、一応俺の言うことには耳を貸すから」とも言い、その科の残りの研修期間を、研修医同士、お互い支え合いながら「頑張る」ことを誓いました。

（3）

今回私達は、F先生の上司である医長と話し合うことで、心を落ち着かせ、今後困った時の相談ルートを確保することができました。しかしながら、私達の前にローテートした別の研修医は、同じF先生から同じような罵声を浴び、カンファレンスの最中に泣き出してしまい、その翌日から出勤しなくなってしまいました。結局、担当の上級医であるF先生を変更するということで、その同僚は何とか出勤してくるようになりましたが、今後が心配です。

また、別の研修医は、同じくカンファレンスの場で、いわゆる「逆切れ」をしてしまい、F先生に「お前だけは研修終了を絶対に認めない！」と言われてしまいました。こちらも、どうなってしまうのか、本当に心配しています。

私が心配に思う理由は、研修医達が研修を無事に終了できるかどうかについてだけではありません。研修期間を終了したとして、医師となった時、すなわち自分のことを常に守ってくれる上級医がつかなくなった時、こんなにすぐに感情的に自分の「素」を出してしまうようでは、患者とトラブルになってしまうのではないか、と思うからです。患者は、実に様々な性格の方がいて、こちらの意図がなかなかうまく伝わらなかったり、誤解して伝わってしまったり、良かれと思ってしたことが裏目に出て、かえって患者の負担になってしまったりすることは、あり得ることだからです。

また、外来でも「この患者、苦手なタイプだな」と思うようなことがあっても、それが態度に出たり、診療の質に影響が出てくるようでは、とてもプロとは言えません。私達は、喜怒哀楽の感情を持った人間ではありますが、国家資格を得て、医師となった以上、患者の前ではプロの「医師」なのです。研修医となったその日から、このことをしっかりと心得ておかないと、いつまでも学生気分の抜けない、中途半端な知識とくだらないプライドだけがどんどん成長してしまう、歪んだ医師になってしまうと思います。

実際に私の周囲や後輩でも、このようなことがちらほら見受けられるので、研修医同士、お互い注意し合い、切磋琢磨しながら医師としてまともに成長していきたいと思いました。

また今回のことを通して、考えても仕方のないことは「絶対に考え続けない」と、割り切る心の強さが必要であると痛感しました。なぜならば、今回登場したF先生の性格は、私達が何をどのように頑張ったところで、変わりそうにありません。それをどうにかしようと、明けても暮れても考え続けることは、私達医師としての成長にとって、どうにも得策とは言えません。

むしろ、「これは仕方ないんだ」と割り切り、意図的に気分を切り替えた方が、今後仕事を続けていく上でも、私達の精神衛生上からも、より効果的だと思います。例えば少しの時間を見つけて、楽しい場所へのドライブで気分をほぐしてみたり、ということが大事だと思います。現に同僚の一人は、思い切って有給休暇を一日とって、一人旅をすることによって、リフレッシュしていました。

このような研修医生活を送る中で、何事も正面からぶつかることだけが正解ではないことを知り、研修医の2年間というのは、単に医学的な知識や手技を学ぶだけでなく、社会性も日々学んで身につけていく期間なのだな、と実感する今日この頃です。

第六章　人間は社会的存在であることを実感する

――社会的につくられた認識によって歪んだ生理構造

（1）

研修医としての仕事にだいぶ慣れてきた頃、ローテーションで救急を回りました。救急での研修は、病棟業務ですでに入院している患者を受け持つこととは異なり、救急隊員からのホットラインを受け、二次救急レベルの当院で扱える病態の患者なのか、高度医療機関へ直接搬送してもらった方が良い病態の患者なのかを判断することから始まり、一瞬たりとも気の抜けない、緊張の連続でした。

搬送されてくる患者は、実に様々です。例えば施設入所中の高齢者が、突然の呼吸困難となり、酸素をマスクで10Lで流しても、サチュレーションが上昇しない、とのことで救急搬入されました。救急車が到着した時、患者はストレッチャーの背もたれを上げ、座った状態で酸素マスクを着用しながら搬入されました。顔面蒼白で、唇の色は明らかにチアノーゼ、肩を上下させ、必死で呼吸をしていました。私が患者の手を握ると、患者の手指はとても冷たく、脈拍がカウントできないほど速くなっていました。

私は患者に、「苦しいですか?」と聞いた時に、「あれっ?」と思いました。これまでの経験から、このくらい苦しい呼吸をしていて運ばれてくる、特に高齢者は、たいてい意識が朦朧としていることが多かったのですが、この方は、意識レベルがクリアで、私の問いかけにうなずきながら、しっかり私と目を合わせて、「苦しい」とかすれた声で言ったのです。また、私が患者の胸元に耳を近づけると、「ヒューヒュー」と患者の呼吸に合わせて音がするのです。

私は、「これは肺や心臓の病気というより、物理的な気道狭窄ではないか」と思い、患者の付添いで来ていた施設の職員に、この方の普段のADLや既往歴、治療中の病気などを聞き出し、このような呼吸困難が起こる直前に何をしていたのかを手早く確認しました。すると、この患者のADLはもともとほぼ自立、食事も見守りで自立、軟飯ではなく常食を食べているそうです。この日は、いつものように朝食をすませて部屋に戻った後、職員が、洗面をしてもらうために訪室したところ、呼吸困難になっていたとのことでした。

職員に状況を聞きながら、患者の口腔内を確認しました。可視範囲では何も認めなかったのですが、必ず何かあるはず、しかもそんなに深い場所ではないはずだと思って、上級医に応援を頼み、一緒に診察しました。上級医は、患者にやさしく話しかけながら、喉頭鏡を使って喉頭展開し、「あった!」と言い、鑷子をやさしく口腔内に入れました。上級医が鑷子でつまみだしたものは、櫛形にカットされたオレンジの皮でした。

これを見た職員は、「あっ、朝ご飯のオレンジ！」と言い、患者も取れた瞬間から「あー、苦しかった」と普通の声で話し始めました。後から聞いた話では、患者は朝食の果物だけ部屋でゆっくり食べようと思って、食堂から部屋に持ち帰り、詰まらせてしまったようです。そこで施設の人と相談し、今後同じことが起こらないよう、対策を立ててもらうことを約束し、帰宅としました。


このように、救急隊からの一報が入ってから、患者が到着するまでの間に、年齢や主訴、バイタルサイン、その時の状況などから、考えられることをアタマの中にできるだけ多く、鑑別をあげて思い浮かべて病気を見逃さないように、しかも対応は迅速に行うように、日々訓練していきました。このような中で、「体動困難」を主訴として搬送されてくる患者も多くいます。

80歳代、90歳代で、発熱あるいは疼痛のために「体動困難」となってしまうことはよくあることで、同居している家族が、「自分達では連れてこられないから」という理由で救急要請し、救急車をまるでタクシー代わりのように考えている人達も、中にはいます。このような患者やその家族の気持ちは理解できますが、本来の救急要請の対象ではないので、そのあたりをちらりと示唆し、次回からどのようにすればよいのかを含めて、対応にあたることがあります。

一方で、同じように「体動困難」という主訴で運ばれてくる患者の中には、ストレッチャーで運ばれてきた姿を見た瞬間に、「どうしてこのような状態になるまで、誰の助けも求めなかったの？」と、驚いてしまうことも多々あります。今回はそのような中でも、特に印象に残った2症例を紹介したいと思います。

（2）

まず、1症例目です。救急隊からの一報では「66歳男性、今朝からの体動困難で救急要請。レベルはⅠ-1、バイタル等は問題ありません。既往歴もなく、かかりつけ医もいないようです」とのことでした。

私は、この情報から様々な像を描きましたが、どれもピンと来るものがありませんでした。「66歳男性、既往歴がない」という段階で、「もともと健康な人」を描けばいいのか、それとも「病院に行ったことがない」という人を描けばいいのか、バイタル、すなわち血圧や脈拍、体温などに問題がないのに今朝から動けなくなった、というのはどういうことだろう、レベルが1桁で何となくぼんやりしているのなら、脳卒中か？　実はアルコール中毒で肝硬変になっていて、肝性脳症になっているのか？　それとも、未治療の糖尿病でもあるのか……？　など、次から次へと様々な像を思い描いていました。

しばらくして救急車が到着しました。ストレッチャーで運ばれてきた男性を一目見て、私は絶句してしまいました。ぼさぼさに伸びた髪の毛、痩せこけた頬、突出した鼻、乾燥して浅黒く張りのない皮膚、そして何より寒い冬の朝なのに、薄汚れたポロシャツ1枚に、下は紙おむつだけで、ほこりだらけの毛布にくるまれていたのです。ストレッチャーから病院のベッドに移乗させる時も、あまりの羸痩《ルイソウ》に2人だけで運べてしまうほどの軽さでした。

その後救急隊の人から小声で、「奥さんに同乗してきてもらったのですが、家の中の状態や、奥さんとの会話から、どうやら軽い認知症のような印象を受けます。あと、家には40歳代の息子さんがいるようなのですが、統合失調症だそうで、部屋から出てきませんでした」と、申し送りを受けました。

私は、この患者の容姿を見ただけでも、私が思い描いていた像とあまりの隔たりがあり驚いたのですが、この方の生活背景を聞いて、実際にこのような生活をしている人がいるという現実を目の当たりにし、ますます驚きました。しかしほぼ同時に、このような生活背景だからこそ、この患者はこのような状態になってしまったのだな、と納得することができたのです。

さて、患者のこれまでの生活背景を何となく思い描けたところで、実際に患者本人の診察をしていきました。病院の救急室のベッドの上で、患者はうっすらと開眼していました。どこを見るでもなく、ただぼんやりと生気のない目をしていました。

私が、患者の顔を覗き込み、「初めまして」と声をかけたところ、言葉は何も出ませんでしたが、私の目を見て軽くうなずきました。このことから私は、「意識レベルほぼクリア、目、耳の感覚器官は概ね問題なし」と判断し、脳卒中の可能性は低いのではないか、と思いました。

次に「診察させてください」と伝えて、毛布をとりました。もう何日も入浴していないことをうかがわせる皮膚の汚れ方をしており、皮膚の乾燥もかなりありました。手足はほとんど骨と皮のみの状態でしたが、「手を握ってください、足先をパタパタ動かしてください」という指示には従える状態で、四肢の麻痺はやはりないようでした。

ただこの筋力では、たとえ家の中であってもとうてい歩けないだろうと思いましたが、奥さんは私が診察をしている最中に、ずっと私に話をしていて、「昨日までは何とか歩いていたんですよ、トイレにも行っていたんですよ。それが今日になってね……。私困っちゃって……」と、同じことを何度も何度も話していました。

確かにこの小柄な奥さんでは、たとえ痩せているとはいえ、この夫を支えてトイレに連れて行ったり、ましてや病院に連れて行くなどとてもできないだろうな、息子は引きこもりだし、本当に困ってしまったんだろうな、と思いました。

奥さんの話だと、昨日までは何とか自力で歩いていた（這っていた）という、この患者が、今日になって歩けなくなったということは、きっと何かが起こったに違いない、徐々に徐々に「病みつつある状態」であったとしても、何とか生活していた状態が、何らかのきっかけで「病んだ」状態に量質転化してしまったのだろうと考え、それは「何」かを考えながら、診察していきました。

まず目立ったのは痩せている割に、張っているように見えた腹部でした。胸部は痩せているため、肋骨と肋骨の間で聴診器が浮いてしまって、なかなか呼吸音を聞き取ることができませんでしたが、何となく、右肺の方が左肺より呼吸音が減弱しているように思いました。次に聞いた心音は、雑音や不整脈など明らかな異常は認めませんでした。

そして気になっている腹部の診察に移りました。一般的に痩せている老人では、剣状突起が見えることが多いのですが、この方は肋骨は見えても剣状突起は見えませんでした。また、皮膚表面は他の部位と同じように乾燥していて張りがないのですが、心窩部のあたりが明らかに張っているのです。これは腹腔鏡で手術をする時の気腹したような状態で、腹部の内部から持ち上がっているような印象でした。

私は「イレウスかな？」と思い、腸の音を聞いたのですが、腸蠕動音はむしろ亢進気味でした。その腸蠕動音を聞くために聴診器を腹部に置いた時、一瞬、患者が顔をしかめたように見えました。「痛いですか？」と聞くと、目を閉じたまま軽く首を横に振りました。しかし私は、「これは絶対何かある」と思い、腹部の診察をていねいに行いました。すると、心窩部のあたりを触った時に再度目をギュッとつむったので、「ここ、痛いですよね」と聞いたら、ゆっくり目を開けて静かにうなずきました。「いつから痛いですか」、「どんなふうに痛みますか」など、いろいろ質問したのですが、うなずいたり、首を横に振ったりするだけで、声を聞くことはできませんでした。

次に私は、胸部と腹部のX線を撮影し、同時に血液検査も行いました。すぐにできあがったX線を見て、「やっぱり」と思いました。胸部X線では右の上葉を占拠する大きなmassがありました。胸部の呼吸音減弱はこのためだったと納得しました。またこの胸部X線で横隔膜の直下にfree airがあり、消化管穿孔があることが分かりました。診察上、下部消化管穿孔というより上部消化管穿孔を疑っていましたが、この時点で外科の先生に連絡し、今後の方針について相談しました。

我々の病院の救急は二次救急なので、診断がつけば、後は専門の科の先生方に治療を依頼します。今回は外科の先生に緊急手術をしてもらいました。その後順調に回復し、在宅調整をして在宅往診管理となったようです。

（3）

次に2症例目です。45歳の女性で、この方もまた「体動困難」という主訴で、救急搬入されました。この方は83歳の母親と二人暮らしで、既往にうつ病があり、近医に通院していましたが、2ヵ月前からうつ病の薬の内服を、自己中断していたということでした。私は、うつ病が悪化して、寝たきりの状態になってしまったのではないか、と想像し、引きこもりのために太っているか、あるいは食事も摂れない状態で痩せているか、のどちらかだろう、と思いました。

実際にストレッチャーで搬入されてきた女性を見て、私は、また絶句してしまいました。患者はストレッチャーに右側臥位でいるのですが、おなかとお尻がストレッチャーからはみ出しているのです。ストレッチャーのベルトが閉まらず、救急隊の人が、患者がストレッチャーから落ちないように手で押さえているのです。患者の顔を見ると、年齢相応、明らかな浮腫はなく、皮膚の色は貧血様ではなく、黄染も認めない状況でした。意識レベルはクリアで、正常に会話ができる状態でしたが、あまり目を合わせて話したがらない様子でした。すなわち単なる肥満による腹部膨満ではなく、明らかに、腹部だけが膨満している状態でした。

私が患者に、「いつからこのようなおなかになったのですか？」と聞きますと、「もうだいぶ前からです」と静かに答えました。すると同乗してきた患者の母親が、「そのおなかは絶対おかしいから病院に行こう、って前から言ってたんですよ。でも言うことを聞いてくれなくて」と、小柄で腰の曲がった状態で、話してくれました。この母親によると、この患者は、もう何年も前から、徐々に徐々におなかが出てきて、昨日までは何とか歩いてトイレに行っていたけれども、今朝からとうとう自力で起き上がれなくなってしまい、母親に助けを求めたが、あまりにも重くてどうしようもできず、母親が救急要請したとのことでした。

私は、何年も前から徐々に大きくなってきた腹部腫瘤であれば、良性の卵巣腫瘍かなと思い、腹部にエコーをあててみましたが、腹水なのか、卵巣腫瘍の内容液なのか判断がつかず、腹部C

Tを撮ることにしました。CTを撮る際本人が、苦しくて仰臥位になれない、と言うので、仕方なく側臥位のまま撮影しました。すると驚くほど大きな単房性の卵巣腫瘍があり、消化管は背側に圧排されていて、横隔膜も挙上し、見るからに苦しそう、と思う状況でした。

すぐに婦人科の先生に相談したところ、そもそも仰臥位になれないので、麻酔がかけられないから、高次医療機関に送った方がいいとアドバイスをもらいました。そこで、近隣の大学病院に相談し、転送することになりました。

そこで患者は手術をすることになったのですが、気の毒なのは付添いの母親です。娘のために、今まで行ったこともない大学病院へ、一人で付き添わなければなりません。洗濯物やその他、身の回りの世話を、この小柄な年老いた母親が一人で行うのかと思うと、「当院で治療ができれば通院も楽なのに、それができず申し訳ない」という思いが出てきて、両手に娘の荷物を入れた手提げ袋を提げ、腰の曲がった状態で、それでも顔をしっかり上げて搬送の救急車を待つ母親のその姿に、私は涙が出そうになりました。

（4）

私が経験した症例は、どちらも生活背景に大きな問題があり、その人の病気を治しただけでは、すべての問題が解決できたとは言えない症例であると、つくづく考えさせられます。また、病気というものは、その人の生活のあり方によって、すなわちその人の認識によって、「病気」と思われたり、「病気ではない」と思われたりすることも分かりました。

例えば1症例目の場合、患者は羸痩《ルイソウ》が著明で、屋内は伝い歩き、会話もできない、食事も摂れないという、明らかに「人間の正常な生理構造」ではない状態であっても、救急要請するその当日の「体動困難」の状況に比べれば、その家族にとっては、「正常、病気ではない」という思いを抱く状態だったのです。

2例目の症例では、たとえ同居の母親が「病気だ」と思ってはいても、本人に受診の意思がなければ、今回のように、体動困難になって初めて受診する、しかも二次医療機関では対応できない状態となっていて、高度医療機関で治療しなければならない状態になってしまいます。せめて、2ヵ月前まで近医を受診していたのであれば、その医師が、本人に気づかせて婦人科の受診を勧めるとか、紹介状を持たせて受診させるなどの、何らかの対策をすべきだったのでは、と思ってしまいます。

患者が病んでいく過程を診るには、その人の生活過程を知ることが大切である、と学生の頃から『医学教育　概論』で学び、少しでも社会を知ろうと様々な小説や映画などに触れてきましたが、実際に患者を診るようになると、自分が知っている「生活」の像の幅が狭いことに気づかされました。これでは、どんな生活をしている人でも画一的な治療になってしまって、その人の生活過程から導き出した「本来の治療」にはなっていかない、と思わされました。

例えば、同じ上部消化管穿孔でも、1症例目のような生活を送ってきた患者と、通常の社会生活を送ってきた患者が起こした上部消化管穿孔とでは、病名としては同じであっても、その病態になった過程はまったく違いますし、例えば胃であれば、その実体の構造も機能も異なっているはずです。したがって、上部消化管穿孔として双方に同じ治療をしたとしても、その後辿るであろう回復過程は異なってくるだろうな、と想像していました。

社会とは、本当にいろいろな人が、いろいろな生活レベルで生きていることなのだということを、今更ながらに実感している毎日です。

第七章　観念的二重化の過程的構造を実感する

——像の生生・生成発展を改めて考える

（1）

研修医としての生活も佳境に入ってきた頃、私は何とも情けないことに体調を崩してしまいました。一人暮らしの私は自炊もままならない状態となり、水分も食事も摂れなくなってしまいました。そこで、上司の計らいで、しばらく入院することになりました。思いもかけない入院生活を突然送ることとなり、体調不良のため入院の準備も十分できていない状態でしたが、とりあえず身の回りの必要最小限の物だけをカバンに詰め、その日から病院での患者としての生活が始まることになりました。

幸い、病態が悪化しつつある状態での入院、つまり病気が病気として量質転化してしまう前の段階で入院を決断したため、抗生剤の点滴と安静だけで徐々に病態は改善し、そろそろ退院の目処が立ってきました。

そこで今回は、「入院日記——患者の立場になってみて」と題して、入院中に体験し、感じた様々な出来事を述べていきたいと思います。

(2)

これまで私だけでなく、全国のほとんどの研修医は、一度は「患者体験実習」と言われるものを経験していると思います。これは、患者の立場を身をもって体験しようと、1日外来患者に寄り添って、受付から診察、検査、そして会計までの一連の流れを経験するものした。

その時は、朝一番に受け付けを済ませても、とにかく診察までずいぶんと待たされる、にもかかわらず診察時間は何とも短い、あげく会計でまたまた待たされる、そしてふと気がつけばもう夕方になっている、という患者の外来でのつらさ、大変さをしっかり共有したものでした。

またある時は、研修医同士で車いすに実際に乗ったり、介助したりする体験などもしました。その時は、「患者は病院に来て大変な思いをしているのだな。具合も悪いだろうし、せめて私は患者が満足してくれるような診療を行えるようになりたいものだ……」との思いを抱き、自分の将来の医師像をまた一つ具体的に描けたように思ったため、それなりに満足していました。

しかし今回、自分が実際に患者となって入院し、医療を受ける側となった時に、改めてこれまでの「患者体験実習」と思っていたものは、単なる「患者付添い実習」でしかなかったことに、しっかりと気づかされました。その証拠に先程述べた、「患者体験実習」を行った後の私の感想が、「患者の立場」を理解したものではなく、患者の立場を理解したつもりの、「自分の立場」からの感想でしかなかったことからも、いかに私が患者への観念的二重化ができていなかったかが、心底分かった（分からされた）からです。

患者の立場を理解するとは、簡単には患者の認識を理解すること、できることだと思っています。すなわち自分のアタマの中に（観念＝認識の中に）、患者が描いているであろう認識（＝像）を、重ね合わせて意図的に描くからこそ、観念的二重化と言うのだと理解しています。

そもそも認識とは、実体としての脳の機能の一つであり、動物が本能によってのみ統括されているのに対し、人間だけは本能に加えて、独自の、すなわちそれまでに形成されてきた私（個人）としての認識によっても、統括（二重の統括）されています。

つまり人間の認識は、母親から生まれ落ちた瞬間に無意識的に誕生するのですが、そこからは外界を五感覚器官を通して脳に反映したもの（＝像）を原基形態として、さらに絶え間なく五感覚器官が外界を反映し続け、それを神経が脳に伝え続けて、脳が認識（＝像）を形成し続けていくのです。もちろん内なる自分の心身からの反映（内界の反映）もあるのですが、ここでは省略します。

当然ながら人間が成長期であれば、五感覚器官の実体、機能ともに成長するので、そのように感覚し、同時に脳そのものも成長期なので、成長期の脳としての認識（＝像）を形成します。逆に老年期であれば、日々衰えていく感覚器官によって外界を衰えたレベルで感覚し、それを伝える神経も、反映する脳も衰えつつあるので、そのような像が形成されます。このような人間の一般性に貫かれながらも、常に常にその時々の私独自のものとして、人間の認識（＝像）は形成され続けていくのです。

このことから考えると、患者の認識を理解するためには、まず人間の認識の一般的な生生・生成発展を押さえ、次にその人がどのようにして生まれ、育ってきたのか、そして現在どのような生活をしているのかを大まかに把握し、さらに一般的に病んでいる状態の人間が描く認識（＝像）を大まかに描き、その上で、この患者が病んだ状態にある時に描くであろう認識（＝像）を大まかに描くという、四重構造で考えなければならないと思います。

一般的に病んでいる状態の人間が描く認識（＝像）とは、簡単に説くならば病んでいる状態の身体を、何とか回復過程に置こうと統括している脳が外界を反映するので、病んだ状態の五感覚器官が病んだ状態で感覚し、病んだ状態の神経がそれを病んだ状態で脳に伝え、病んだ状態の身体を回復過程に置こうとして統括している、言ってみれば病んだ状態の脳が、病んだ状態の認識（＝像）を形成してしまいます。

また、どこをどのように病んでいるかにもよると思いますが、特に内臓を病んでいる患者は、自分の身体の状態（＝内界）の反映も、健常な時とは異なって歪んだものになっていると思います。このように外界を、病んだ五感覚器官、神経、脳でいわば病んだように反映して形成した認識（＝像）と、内界（先程省略しておいた）からの歪んだ反映（病んだ内臓の実体あるいは機能、またはその両方）が病んだ神経を伝わって病んだ脳に形成した認識（＝像）とが、アタマの中で相互浸透して一つのものとして量質転化したものが、これまた時々刻々と変化し続けているのが、病人一般の認識（＝像）であると思います。

ここまでを理解して、実際に自分の認識に、患者の認識を描こうと努力して初めて、本当の「患者体験実習」となるのではないかと思い、改めて、自分が経験した「患者体験実習」は、単なる「患者付添い実習」でしかなかったことを痛感しています。

（3）

さてここからは、私が実際に入院して体験したことを述べていきたいと思います。

この体験を通して実感したことは、一般の人はもちろん医療従事者の中にも、いかに観念的二重化ができていない人が多いかということと、病気になると本当に認識も「イヤというほど歪んでしまうのだな」ということでした。

私が入院したのは４人部屋で、私以外に３人の入院患者が既にいる部屋へ、新参者として入りました。３人の患者達は、それぞれカーテンをしっかりと閉め切っていて、お互い会話はほとんどありませんでした。私は、初めの挨拶くらいはしようと思っていたのですが、わざわざカーテンを開けて覗き込んでまですることでもないかと思い、また私自身も体調が悪く、一刻も早く横になって休みたかったので、そのままベッドにもぐりこんでしまいました。

そして採血や点滴が一通り終わり、ようやく落ち着いてひと眠りしようかと思った頃に、向かいのベッドの人が、「おーい！　おーい！」と大声で看護師を呼びました。看護師も慣れているようで、「はーい」と答えてその人のところに駆け寄っていましたが、たったそれだけのこと！なのに「大声出さないでくれ。ナースコール押して呼べよ、何のためのナースコールだよ！」といらいらしてしまっている私が、そこにいました。その上その患者は、とても乱暴な言葉使いで看護師に、「そーじゃねーよ！　まったく分からないやつだな」と怒鳴っていました。

私は、「何てひどい患者なんだろう！」と思いながら、そのやり取りをカーテン越しに聞いていました。

しかし、後に分かったことですが、実はこの患者は、難聴があるために、常日頃から大声で会話をしているようでした。また、手も不自由で、自分でナースコールを押せない状態にあることも、後々に知ることになりました。そして何より、この患者に対応した看護師は、入職したばかりの新人だったとのことでした。

このことを、入院して幾日か後、私の体調が大分回復してきた頃に知り、入院当初から今の今まで、自分の勝手な思い込みで患者の像をつくりあげ、「まったくひどい人だ」と思っていたことを、心から申し訳なく思い反省することになりました。

このように落ち着いて事実をきちんと把握した上で物事の判断を下すことは、本当に自分の体調が悪い時は、なかなか難しく、自分のことだけ（身体も認識も）で精一杯になり、感情的になった問いかけをしていたのでした。

さらに、これは脳の統括が身体を回復させるのに懸命だったために、もう一つの機能である自分としての認識の形成が疎《オロソ》かになってしまったためだった、と自分に言い訳をしている自分がいるのを知って、びっくりしてしまいました。

しかし、そのような何とも情けない自分勝手な己のそこを、「だから仕方なかったんだ」として見過ごしてしまうと、自分はそこまでの人間になってしまう、せっかく認識論を勉強しているのだから、そうではなくて、「様々な感情を持つのが人間、だからこそ認識力でもって感情をもコントロールし、物事を客観的に見られるようにならないといけないのだ、そして、これが精神力の養成にもなるのだから」としっかりと覚悟すべく思い直しました。

（4）

4人部屋での入院生活は、先程のことをも含めて、思いのほか様々なストレスにさらされました。これまでの人生で一度も接点のなかった人達が、生活のすべてを、つまり三度の食事も、寝ている時も、常に互いの存在をカーテン越しに感じながら、生活し続けるのです。

私の隣のベッドの人は、カーテン越しに聞こえる声や、日頃からの荒い息遣い、それに毎晩のひどいいびきから考えて、おそらく太った人だと想像していました。しばらくして直接お目にかかった時は、私が想像していたよりもはるかに肥満で、何と95kgもある人でした。そしてその人は、常に食事に、文句を言っていました。毎食毎食、運ばれてくる食事に対し、「たったこれだけかよ！　年寄りにはいいかもしれないが、俺には全然足りない」とか、「うわぁ、俺、これ嫌いなんだよな」とか、「あー、何だよこれ、まずそう」などと、必ずマイナス的な発言を、誰に言うでもなく大きな声で言い続けていました。

端的には、彼もまた自分のことしか考えない、観念的二重化ができない、いわば認識の幼い人です。と、そのように理屈では分かっていても、やはり私も感情的に、初めの頃は「また言っている。黙って食べればいいのに」と思っているだけでしたが、それが毎食毎食、しかも何日にも亘ると、だんだん私の感情も量質転化してきて「もういい加減にしてくれ、量はふつうだ！　あなたがその体型を常に維持するために普段食べている量からすると少ないだけだ。しかもバランスはしっかりとれているし、別段まずくない。普段のあなたの食事が濃い味なだけだろ」という感情が、ふつふつと湧いてきました。

でも、「そもそも言っても仕方ないし、このようないらいらした認識で食事をしても、私が消化不良になったり、せっかくの食事がおいしくなくなるだけで、損だ。もう考えるのはやめよう」と思い直して、隣の肥満の人のことはなるべく考えないことにしました。

さらに毎日食事の度に、このように周囲に嫌な思いをさせているこの肥満の人は、毎食後必ず何かをむしゃむしゃ食べています。きっと家族や見舞いの人が、差し入れをするのでしょう。それを同室の人達は見て見ぬふりをしていましたし、もちろん私も放っておきました。どういうわけか、ある時から栄養士が来るようになり、その人の栄養指導を2回3回と行ったのですが、それでも一向に間食はなくなりませんでした。

私は、入院中の患者でさえ、このような乱れた状態の食生活のままなので、改めて、生活改善、特に食生活の改善は本当に難しいのだなと、つくづく思わされました。

またこの肥満の人には、言っても仕方がないことが他に二つありました。言っても仕方がないと分かっていても、毎日生活を共にしていると、だんだん許せなくなってくることもあり、認識もこのように量質転化していくんだなと、つくづく感じさせられました。

その量質転化に関しては、単に「嫌だな」という思いだけが徐々に量質転化しただけではなく、私自身の体調が少しずつ良くなってきたから、自分の内界からの歪んだ反映が少なくなった分、私の感情レベルの認識にゆとり（？）ができ、外界の反映を、しかも一番気になっている外界を今まで以上に、より反映するようになったことも、その構造の中にあるだろうと思いました。

その二つとは、具体的には食事の仕方と睡眠時のひどいいびきでした。まず食事の仕方が汚くて、何て下品な食べ方をするのだろうと、毎回毎回思わされることでした。そして必ず食後に大きなゲップを一つし、その後お菓子を食べ、歯磨きもせずに、「あー満足」と言ってドスンと体をベッドに横たえ、そのうちいびきをかいて寝始めるのです。彼は、毎食後の睡眠時も、夜間の睡眠時も、呼吸時、吸う時も吐く時も、必ずガーガーと大きな音がしました。すべての呼吸に大きないびきがセット（往復？）でついてくるのです。

私は初めの頃は無呼吸を心配して、しばらく呼吸状態を観察していたこともあったのですが、私の聞いている限りでは、無呼吸にはならないようでした。それだけは安心したのですが、この人は、起きている時に、常に不快な発言と食事の仕方で周囲に嫌な思いをさせているのに、寝てからも絶え間ない大きないびきで、周囲に迷惑をかけていたのです。

昼間は仕方ないとしても、夜は大変なことでした。そこで私は、この人が眠るよりも先に眠ってしまう技を身につける努力をしました。そのおかげで早く眠れるようになったので、何とか睡眠不足にはならずに済みました。

最後の患者は、カーテンを開けて挨拶をするようになってから、会話をするようになった人です。その人は入院が長いらしく、「自分は何でも知っている」という態度でいました。人が何かをしようとすると、「そりゃ、こうした方がいい」「絶対こうしなさい」と、私にだけでなく、誰であろうと必ず口をはさんできました。

本人は良かれと思って、アドバイスのつもりかもしれませんが、私だけでなく、他の人みんなにとっては、おせっかい、余計なお世話と思うことばかりでした。さらに「〇〇先生はこう言ったが、俺は違うと思っている」と、これまでの自分の経験から一方的に話すのです。

同室者は誰も聞きたくないのに、それが分からないようで、常にまくしたてるように話していました。この人も、自分の立場からしか考えられない人で、観念的二重化が本当にできていないなと思うばかりでした。

このように、患者は本当に、本当にいろいろな人達がいます。しかも皆、病んでいる状態の人で、元気な時とは違う認識でいます。しかしそのことを理解していない人達は、なぜかは分からないが何となく、何かがいつもと違うという、感覚的な違和感を持ちながらその正体が分からないため、それがかえって不安だけを助長させることもあるのです。

（5）

医師は、患者の病気だけを治すのではなく、病気になったその人すべてを含めて治療しましょう、とよく言われます。私もこれまでそのように思ってきましたが、今回自分が入院してみるまで、本当の患者の立場に立つということができていないことに、まったく気づいていませんでした。

病気の時の内界の反映と、病んだ状態の感覚器官、神経、脳による外界の反映から形成される歪んだ認識によって、全身が統括されるという病人の認識と、その病人の認識を把握するために必要な四重構造ということを実感を持って理解できたことは、入院して私が得た一番大きいことでした。

また観念的二重化についても、その中の「自分の自分化」と「自分の他人化」の違い、その実践の難しさ、厳しさも身をもって経験できました。他人に迷惑をかけて生きている人達は、「自分の自分化」レベルで成長が止まってしまっている人達だと思います。

この人達はきっと、何らかの理由で、成長してくる過程できちんと社会的な教育を受けてこれなかったばかりに、自分の状態を分かることの少ない人達の集大成なんだ、と思うことで、自分の心を無理やり落ち着かせる毎日でした。

またそうすること、つまり自分が迷惑をかけられて腹が立つ、と怒るのではなく、なぜこの人はこのような振る舞いしかできないのだろう、この人は今どのような認識でいるのだろう、またその認識はどのようにしてつくられてきたものなのだろう、とその人に二重化して客観的に考えることが、私にとって「自分の自分化」から成長して「自分の他人化」をするための訓練、つまり精神的、理性的成長につながると信じて、今回の入院を糧に医師として実力をつけていこうと決心している現在です。

あとがき

本書は、もともと雑誌『季刊　綜合看護』（現代社）に連載されていた「医学概論教育講座」に付随する実践的レポートとして載せていたものを、単行本として体系化し加筆、修正して出版できた『医学教育概論の実践』の続編となるものです。前回の書は、多くの医学生に喜んでもらえたと思っています。それだけに、本書も多くの医学生や研修医の方々に読んでほしい、しっかり役に立ててほしいと心から願っています。

振り返れば、『季刊　綜合看護』に自分のレポートが連載されると分かった時、私は非常に緊張しながらも大きな喜びにあふれていたことが、昨日のことのように思い出されます。その喜びとは、『医学教育概論の実践』のまえがきに記したように、私の人生を大きく変えることになった『なんごうつぐまさが説く看護学科・心理学科学生への〝夢〟講義』（南郷継正、現代社）がその当時連載されていて、その同じ紙面上に、私の拙いレポートが載ることになったからです。私の初めてのレポートが載った『季刊　綜合看護』が手元に届いた時の、震えるような感動は今も鮮明です。

私のレポートは「Propyläen zur Wissenschaft」、「学問への扉」と題して始まりました。この題にある「Propyläen」とは、もともと古代ギリシャの神聖なアクロポリスの入口をなす城門の名で、私もこの扉をあけて門をくぐり、学問（学城）をめざして頑張りたい、との思いをこめたものでした。

ここでは、とにかく学問の基礎となる一般教養や、日常生活で現象レベルの弁証法、認識論が自らの頭脳活動となるように日々実践していきました。具体的には『医学教育概論の実践』に記した通りです。

そして、医療現場という実践の場を持った頃より、レポートの題を「Der Weg zur Wissenschaft」、「学問への道」と発展させました。これは、医療現場での実践をふまえて、それらの事実を論理化、理論化し、学問への道を歩みたいという意思を表現したものでした。

実際に医療現場へ出てからは、自らの頭脳活動を弁証法的、認識論的に駆使して対象と命懸けで関わっていく取り組みをしました。ここも詳しくは本文を読んでもらえればと思います。

これらのことから分かるように、私の実践レポートは単なる医学生や研修医の医療実践の記録ではありません。レポートの中では事実として、日常生活のことや、試験勉強、実習の出来事や研修医としての仕事など、誰もが経験するであろう事柄を諸々挙げていますが、私は必ず、学問的研鑽となるよう弁証法的、認識論的に事実を捉え、そしてそれらの事実から論理を導き出し、一般化してきました。もちろん、その筋道は『医学教育　概論』に導かれながら、です。

『医学教育　概論』に導かれるまま、その内容を一つ、また一つとていねいに辿り返すこと、すなわち『医学教育　概論』を自らの頭脳活動で再措定することで、弁証法と認識論を身につけた、まともな医師へと成長することができたと思っています。

学問を志してから約二十年が経ちました。ようやく学問としての弁証法、学問としての認識論の端緒につくことができたのではないか、と感じています。これからもたゆまぬ努力を地道に続け、いつの日か、精神科学の高みに到達できるよう、日々邁進していきたいと改めて決意した次第です。

最後になりましたが、拙い本書を快く出版していただけるだけに、現代社小南吉彦社主、編集者の柳沢節子様に深くお礼を申し上げたいと思います。

二〇一七年一月

北條　亮

著者

北《ほう》 條《じょう》　亮《りょう》

市中病院勤務。研修医の指導を行う傍ら、大学病院での
専門研修を終え専門医を取得。

著書　『医学教育概論の実践』（現代社）
　　　『医療実践方法を論理の学に（1）』（共著、現代社）

現代社白鳳選書　46

医学教育概論の実践（第2巻）
——医学生の学びから初期研修医の学びへ——

2017年 2月 7日　第1版第1刷発行©
2021年 3月 22日　第1版第2刷発行

著　者　北　條　　亮
発行者　小　南　吉　彦
印　刷　壮光舎印刷株式会社
製　本　誠製本株式会社

発行所　東京都新宿区早稲田鶴巻町514番地（〒162-0041）　株式会社　現　代　社

電話：03-3203-5061　振替：00150-3-68248

＊落丁本・乱丁本はお取り替えいたします

ISBN 978-4-87474-179-5　C 3247

◇現代社の認識論・弁証法関連図書◇

改訂版・育児の生理学　瀬江千史
医学の復権　瀬江千史
看護学と医学（上）（下）　瀬江千史
統計学という名の魔法の杖
本田克也・浅野昌充・神庭純子
看護のための「いのちの歴史」の物語
本田克也・加藤幸信・浅野昌充・神庭純子
「生命の歴史」誕生の論理学（1）
浅野昌充・悠季真理
医学教育概論（1）〜（6）
瀬江千史・本田克也・小田康友・菅野幸子
医療実践方法を論理の学に（1）
聖瞳子・高遠雅志・九條静・北條亮

医学教育概論の実践（1）（2）　北條亮
看護の生理学（1）〜（3）
薄井坦子・瀬江千史
初学者のための『看護覚え書』（1）〜（4）
神庭純子
新・頭脳の科学（上）（下）
瀬江千史・菅野幸子
哲学・論理学研究（1）（2）　悠季真理
なんごうつぐまさが説く
看護学科・心理学科学生への〝夢〟講義
（1）〜（6）　南鄉継正
武道哲学講義（1）〜（3）　南鄉継正
増補版　武道居合學〔綱要〕
飛龍　田熊叢雪

護身武道空手概論　朝霧華刃・神橘美伽

武道空手學概論〔新世紀編〕

南郷継正・朝霧華刃・神橘美伽

障害児教育の方法論を問う（1）（2）

志垣司・北嶋淳

哲学・論理学原論〔新世紀編〕　南郷継正

医学原論（上）　瀬江千史

南郷継正　武道哲学　著作・講義全集

（1）～（12）　南郷継正

学城（1）～（20）

日本弁証法論理学研究会編集